中医历代名家学术研究丛书

主编 潘桂娟

郑洪新 李敬林 依秋霞 编著

周学海

Academic Research Series of Famous
Doctors of Traditional Chinese
Medicine through the Ages

"十三五"国家重点图书出版规划项目

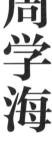

U0346261

中国中医药出版社

·北 京·

图书在版编目（CIP）数据

中医历代名家学术研究丛书.周学海 / 潘桂娟主编；郑洪新，李敬林，依秋霞编著.—北京：中国中医药出版社，2017.9
ISBN 978-7-5132-1763-7

Ⅰ.①中… Ⅱ.①潘… ②郑… ③李… ④依…
Ⅲ.①中医学—临床医学—经验—中国—清代 Ⅳ.① R249.1

中国版本图书馆 CIP 数据核字（2013）第 291773 号

中国中医药出版社出版

北京市朝阳区北三环东路 28 号易亨大厦 16 层
邮政编码　100013
传真　010 64405750
河北新华第二印刷有限责任公司印刷
各地新华书店经销

开本 880×1230　1/32　印张 7　字数 179 千字
2017 年 9 月第 1 版　2017 年 9 月第 1 次印刷
书号　ISBN 978 - 7 - 5132 - 1763 - 7

定价　45.00 元
网址　www.cptcm.com

社 长 热 线　010-64405720
购 书 热 线　010-89535836
侵 权 打 假　010-64405753

微信服务号　zgzyycbs
微商城网址　https://kdt.im/LIdUGr
官 方 微 博　http://e.weibo.com/cptcm
天猫旗舰店网址　https://zgzyycbs.tmall.com

如有印装质量问题请与本社出版部联系（010 64405510）

项目来源及国家重点图书出版计划

2005 年度国家"973"计划课题"中医理论体系框架结构与内涵研究"（编号：2005CB532503）

2009 年度科技部基础性工作专项重点项目"中医药古籍与方志的文献整理"（编号：2009FY120300）子课题"古代医家学术思想与诊疗经验研究"

2013 年度国家"973"计划项目"中医理论体系框架结构研究"（编号：2013CB532000）

国家中医药管理局重点研究室"中医理论体系结构与内涵研究室"建设规划

"十三五"国家重点图书、音像、电子出版物出版规划（医药卫生）

前言

中医理论肇始于《黄帝内经》《难经》，本草学探源于《神农本草经》，辨证论治及方剂学发轫于《伤寒杂病论》。在此基础上，历代医家结合自身的思考与实践，提出独具特色的真知灼见，不断革故鼎新，充实完善，使得中医药学具有系统的知识体系结构、丰富的原创理论内涵、显著的临床诊治疗效、深邃的中国哲学背景和特有的话语表达方式。历代医家本身就是"活"的学术载体，他们刻意研精，探微索隐，华叶递荣，日新其用。因此，中医药学发展的历史进程，始终呈现出一派继承不泥古、发扬不离宗的繁荣景象。

中国中医科学院中医基础理论研究所，自 2008 年起相继依托 2005 年度国家"973"计划课题"中医学理论体系框架结构与内涵研究"、2009 年度科技部基础性工作专项重点项目"中医药古籍与方志的文献整理"子课题"古代医家学术思想与诊疗经验研究"、2013 年度国家"973"计划项目"中医理论体系框架结构研究"，以及国家中医药管理局重点研究室"中医理论体系结构与内涵研究室"建设规划，联合北京中医药大学等 16 所高等院校及科研和医疗机构的专家、学者，选取历代具有代表性或学术特色突出的医家，系统地阐释与解析其代表性学术思想和诊疗经验，旨在发掘与传承、丰富与完善中医理论体系，为提升中医师理论水平和临床实践能力和水平提供参考和借鉴。本套丛书即是此系列研究阶段性成果总结而成。

综观历史，凡能称之为"大医"者，大都博览群书，学问淹博赅洽，集百家之言，成一家之长。因此，我们以每位医家独立成书，尽可能尊重原著，进行总结、提炼和阐发。此外，本丛书的另一个特点是，将医家特色学术观点与临床实践相印证，尽可能选择一些典型医案，用以说明理论的实践价值，便于临床施用。本丛书现已列入《"十三五"国家重点图书、音像、电子出版物出版规划》中的"医药卫生"重点图书出版计划，并将于"十三五"期间完成此项出版计划，拟收载历代 102 名中医名家，总字数约 1600 万。

丛书各分册作者，有中医基础学科和临床学科的资深专家、国家及行业重点学科带头人，也有中青年教师、科研人员和临床医师中的学术骨干，分别来自全国高等中医院校、科研机构和临床单位。从学科分布来看，涉及中医基础理论、中医各家学说、中医医史文献、中医经典及中医临床基础、中医临床各学科。全体作者以对中医药事业的拳拳之心，共同努力和无私奉献，历经数年成就了这份艰巨的工作，以实际行动切实履行了传承、运用、发展中医药学术的重大使命。

在完成上述科研项目及丛书撰写、统稿与审订的过程中，研究团队暨编委会和审订委员会全体成员，精益求精之心始终如一。在上述科研项目负责人、丛书总主编、中国中医科学院中医基础理论研究所潘桂娟研究员主持下，由常务副主编张宇鹏副研究员、陈曦副研究员及各分题负责人——翟双庆教授、刘桂荣教授、郑洪新教授、邢玉瑞教授、钱会南教授、马淑然教授、文颖娟教授、陆翔教授、杨卫彬研究员、崔为教授、柳亚平副教授、江泳副教授、王静波博士等，以及医史文献专家张效霞副教授，分别承担或参与了团队的组织和协调，课题任务书和丛书编写体例的起草、修订和具体组织实施，各单位课题研究任务的落实和分册文稿编写和审订等工作。编委会还多次组织工作会议和继续教育项目培训，组织审订委员会专家复审和修订；最终由总主编逐册复审、修订、统稿并组织作者再次修订各分册文稿。自 2015 年 6 月开始，编委会将丛书各分册文稿陆续提交中国中医药出版社，拟于 2019 年 12 月之前按计划完成本套丛书的出版。

2016 年 3 月，国家中医药管理局颁布了《关于加强中医理论传承创新的若干意见》，指出"加强对传承脉络清晰、理论特色鲜明的古代医家的学术思想研究，深入研究中医对生命、健康与疾病认知理论，系统总结中医养生保健、防病治病理论精华，提升中医理论指导临床实践和产品研发的能力，切实传承中医生命观、健康观、疾病观和预防治疗观"。上述项目研究及丛书的编写，是研究团队对国家层面"加强中医理论传承与创新"号召的积极响应，体现了当代中医学人敢于担当的勇气和矢志不渝的追求！通过此项全国协作的系统工程，凝聚了中医医史、文献、理论、临床研究的专门人才，培育了一支专业化的学术队伍。

在此衷心感谢中国中医科学院及其所属中医基础理论

研究所、中医药信息研究所、研究生院，以及北京中医药大学、陕西中医药大学、山东中医药大学、云南中医学院、安徽中医药大学、辽宁中医药大学、浙江中医药大学、成都中医药大学、湖南中医药大学、长春中医药大学、黑龙江中医药大学、南京中医药大学、河北中医学院、贵阳中医药大学、中日友好医院等16家科研、教学、医疗单位，对此项工作的大力支持！衷心感谢中国中医药出版社有关领导及华中健编审、伊丽萦博士及全体编校人员对丛书编写及出版的大力支持！

本丛书即将付梓之际，百余名作者感慨万千！希望广大读者透过本丛书，能够概要纵览中医药学术发展之历史脉络，撷取中医理论之精华，传承千载临床之经验，为中医药学术的振兴和人类卫生保健事业做出应有的贡献！

由于种种原因，书中难免有疏漏之处，敬请读者不吝批评指正，以促进本丛书不断修订和完善，共同推进中医药学术的继承与发扬！

《中医历代名家学术研究丛书》编委会

2016 年 9 月

凡例

一、本套丛书选取的医家，均为历代具有代表性或特色学术思想与临床经验的名家，包括汉代至晋唐医家6名、宋金元医家18名、明代医家25名、清代医家46名、民国医家7名，总计102名。每位医家独立成册，旨在对医家学术思想与诊疗经验等内容进行较为详尽的总结阐发，并进行精要论述。

二、丛书的编写，本着历史、文献、理论研究有机结合的原则，全面解读、系统梳理和深入研究医家原著，适当参考古今有关该医家的各类文献资料，对医家学术思想和诊疗经验，加以发掘、梳理、提炼、升华、概括，将其中具有理论意义、实践价值的独特内容阐发出来。

三、丛书在总体框架上，要求结构合理、层次清晰；在内容阐述上，要求概念正确、表述规范，持论公允、论证充分，观点明确、言之有据；在分册体量上，鉴于每个医家的具体情况不同，总体要求控制在10万～20万字。

四、丛书每一分册的正文结构，分为"生平概述""著作简介""学术思想""临证经验"与"后世影响"五个独立的内容范畴。各分册将拟论述的内容按照逻辑与次序，分门别类地纳入以上五个内容范畴之中。

五、"生平概述"部分，主要包括医家姓名字号、生卒年代、籍贯等基本信息，时代背景、从医经历以及相关问题的考辨等。

六、"著作简介"部分，逐一介绍医家的著作名称（包括现存、已经亡佚又经后人辑复的著作）、卷数、成书年代、主要内容、学术价值等。

七、"学术思想"部分，分为"学术渊源"与"学术特色"两部分进行论述。前者重在阐述医家之家传、师承、私淑（中医经典或前代医家思想对其影响）关系，重点发掘医家学术思想的历史传承与学术渊源；后者主要从独特的学术见解、学术成就、学术特点等方面，总结医家的主要学术思想特色。

八、"临证经验"部分，重点考察和论述医家学术著作中的医案、医论、医话，并有选择地收集历代杂文笔记、地方志等材料，从中提炼整理医家临床诊疗的思路与特色，发掘、总结其独到的诊治方法。此外，还根据医家不同情况，以适当方式选录部分反映医家学术思想与临证特色的医案。

九、"后世影响"部分，主要包括"学术影响与历代评价""学派传承（学术传承）""后世发挥"和"国外流传"等内容。其中，对医家的总体评价，重视和体现学术界共识和主流观点，在此基础上，有理有据地阐明新见解。

十、附以"参考文献"，标示引用著作名称及版本。同时，分册编写过程中涉及的期刊与学位论文，以及未经引用但能体现一定研究水准的期刊与学位论文也一并列出，以充分体现对该医家研究的整体状况。

十一、附以丛书全部医家名录，依照年代时间先后排列，以便查检。

十二、丛书正文标点符号使用，依据《中华人民共和国国家标准标点符号用法》（GB/T 15834–2011）。医家原书中出现的俗字、异体字等一律改为简化正体字，个别不能对应简化字的繁体字酌予保留。

《中医历代名家学术研究丛书》编委会

2016 年 9 月

本书为研究清代名医周学海之专著。周学海，字澂之（健之），生于清咸丰六年（1856），卒于清光绪三十二年（1906），安徽建德人，晚清著名医家。代表著作有《读医随笔》《脉学四种》《伤寒补例》《形色外诊简摩》《重订诊家直诀》等。周学海总结中医学"位、数、形、势"的脉诊纲领，发扬形色诊法；集中医理论之大成，系统阐述气血精神论、升降出入论、承制生化论、虚实补泻论等，提出诸多创见；还校勘评注《黄帝内经》《伤寒杂病论》《神农本草经》等古医籍，辑为丛书，推广传承。本书内容包括周学海的生平概述、著作简介、学术思想、临证经验、后世影响等。

内容提要

周学海，字澂之（健之），生于清咸丰六年（1856），卒于清光绪三十二年（1906）；安徽建德人，晚清著名医家；著有《读医随笔》《脉学四种》《伤寒补例》《形色外诊简摩》《重订诊家直诀》等。周学海总结中医学"位、数、形、势"的脉诊纲领，发扬形色诊法；并集中医学理论之大成，系统阐述气血精神论、升降出入论、承制生化论、虚实补泻论等，提出诸多创见；还校勘评注《黄帝内经》《伤寒杂病论》《神农本草经》等古医籍，辑为丛书，推广传承。

1911年，周学海的代表作《周氏医学丛书》问世。1936年，建德周学熙以家刻原本（福慧双修馆刊本）出版影印本。其后，《读医随笔》《形色外诊简摩》《脉学四种》等多次出版。1999年，中国中医药出版社出版"明清名医全书大成"（国家新闻出版总署"九五"重点规划图书），《周学海医学全书》由郑洪新、李敬林主编，首次系统校注整理周学海所著医书8部，并专题论述周学海学术思想。近50年来，中医药学期刊发表300余篇论文，论及周学海的生平、代表著作、学术思想、临证经验等。这些文献对传承周学海的学术思想和临床诊疗经验，具有重要的意义和作用。但是，鲜有系统研究周学海学术思想的专著。

本书的编写，是以周学海原著学术内容的整理、研究为基础，旁征史书及相关中医药学著作，参考近现代研究论文，对周学海的从医经历、代表著作、学术思想、临证经验、后世影响等加以阐述，以学术思想的原创性、临床经验与特色诊疗的应用性为重点，突出其独有建树的理论创新和临证精华。希望本书能为读者更全面、深入地了解周学海的学术思想和临证经验，提供有益的借鉴和参考。

本书引用《周氏医学丛书》所依据的主要版本，为1936年建德周学熙以家刻原本（福慧双修馆刊本）出版的影印本。

参加本书编写人员：尚德阳、杨芳、朱辉、朱鹏举、张冰冰、邓洋洋、张晓玮、陈士玉、杨芳、孙鑫、生生、李佳等。

在此衷心感谢参考文献的作者及支持本项研究的各位同仁！

辽宁中医药大学　郑洪新　李敬林　依秋霞
2015年6月

目
录

周学海

生平概述

　　周学海，字澂之（健之），生于清咸丰六年（1856），卒于清光绪三十二年（1906）；安徽建德人，晚清著名医家；著有《读医随笔》《脉学四种》《伤寒补例》《形色外诊简摩》《重订诊家直诀》等。周学海总结中医学"位、数、形、势"的脉诊纲领，发扬形色诊法；并集中医理论之大成，系统阐述气血精神论、升降出入论、承制生化论、虚实补泻论等，提出诸多创见；还校勘评注《黄帝内经》《伤寒杂病论》《神农本草经》等古医籍，辑为丛书，推广传承。周学海学术成就卓著，为中医学术的继承与创新做出了重要的贡献。

一、时代背景

（一）文化背景

　　朴学为清朝文化最突出的特征。朴学是清朝乾隆、嘉庆年间出现的以考据为主、重证据轻义理的治学思潮，因其注重文风朴实简洁，故名"朴学"，又名"考据学"。据梁启超《清朝学术概论》就其大势约分为三：即"启蒙期"为明清之际至康熙、雍正间；"全盛期"为乾隆、嘉庆、道光、咸丰间；"蜕分期"即同治、光绪间。

　　清朝朴学的兴起，先驱者为明清之际思想家顾炎武、阎若璩、胡渭、颜元、李塨等，被学界奉为朴学奠基者。乾嘉之世，学者专于考据一途，强调文网严密，进而为纯学术研究，朴学达到顶峰时期。

　　胡适《清代学者的治学方法》说："中国旧有学问，只清代的朴学确有科学的精神。朴学一个名词，包括甚广，大要可分为四部分：①文字学，包括字音的变迁，文字的假借通转等。②训诂学，训诂学是用科学的方法、物观的证据，来解释古书文字的意义。③校勘学，校勘学是用科学的方法，来校正古书文字的错误。④考订学，考订学是考订古书的真伪、古书的著者及一切关于著者的问题的学问。"（《胡适文存》卷二）

朴学，以"吴派"和"皖派"两大学派最为著名。吴派的代表人物为惠栋，为江苏元和（即吴县）人，故称"吴派"。惠栋弟子江声、余萧客传其学，王鸣盛、钱大昕、汪中等，皆有发扬。皖派创造于江永而成于戴震，戴震为安徽休宁人，故称"皖派"。戴震曾受学江永，师事惠栋，后独立学门，而传其学。如传学乡里者有金榜、程瑶田、凌廷堪、胡培翚等；传学京师者有卢文昭、孔广森、段玉裁、王念孙等。惠栋的《易汉学》与戴震的《孟子字义疏证》是朴学的经典著作。

此外，由方苞、姚鼐、曾国藩为代表的桐城学派、张惠言等的常州学派、章学诚等的浙东学派，阮元等的扬州学派等，皆自成学统，有所发扬。

清朝朴学至道光、咸丰后，由于清王朝的衰落，内忧外患的煎迫，而进入"蜕分期"，学者们无暇更多地追逐一事一物进行考据，而转为具有学术史意义的综合和总结，显现出中西文化学术交流与互补的特征。

梁启超总结朴学考据的学术特征有十：①凡立一义，必凭证据。无证据而以臆度者，在所必摈。②选择证据，以古为尚。以汉唐证据难宋明，不以宋明证据难汉唐；据汉魏可以难唐，据汉可以难魏晋，据先秦西汉可以难东汉。以经证经，可以难一切传记。③孤证不为定说。其无反证者姑存之，得有续证则渐信之，遇有力之反证则弃之。④隐匿证据或曲解证据，皆认为不德。⑤最喜罗列事项之同类者，为比较的研究，而求得其公则。⑥凡采用旧说，必明引之，剿说认为大不德。⑦所见不合，则相辩诘，虽弟子驳难本师，亦所不避，受之者从不以为忤。⑧辩诘以本问题为范围，词旨务笃实温厚。虽不肯枉自己意见，同时仍尊重别人意见。有盛气凌人，或支离牵涉，或影射讥笑者，认为不德。⑨喜专治一业，为"窄而深"的研究。⑩文体贵朴实简洁，最忌"言有枝叶"。

（二）医学背景

清朝医学的最大特点，就是中医学的传承创新和中西医汇通。中医学的传承，体现在很多医家受朴学影响，考据学盛行，尤其偏重对古典医学文献的整理和校订，周学海则是其中较为杰出者。中医学的创新，主要是温病学派和中西医汇通学派的形成。温病学派，以叶桂（字天士）、吴瑭（字鞠通）、王士雄（字孟英）为代表人物，创造卫气营血、三焦辨证体系，对于防治温病具有重大贡献。19世纪中叶以后，西方医学传入，以唐宗海（字容川）、朱沛文（字少廉）、恽铁樵（名树珏）、张锡纯（字寿甫）等为代表人物，或以西医的解剖学、生理学等知识印证中医学的古典医理，或以中医学的有关理论印证西医学的某些知识。中西医汇通学派的思路和做法，对近现代中医学术发展产生了一定的影响。

1. 中医学经典著作的传承

清代医家对《黄帝内经》《伤寒论》《金匮要略》等医学典籍的注释和阐发，对中医学理论的深入探索、丰富完善及继承应用都具有重要意义。

（1）《黄帝内经》的传承

康熙年间，张志聪（字隐庵）著《素问集注》（1669年）《灵枢集注》（1672年），"惟以参解经义，不工词藻""惟求经义通明，不尚训诂详切"注解经文，阐明历代医家所忽略和回避的若干疑难问题，是《黄帝内经》研究的重要参考书。张志聪的学友兼弟子高士栻（字士宗）著《素问直解》（1695年），曾参与《素问集注》《灵枢集注》的编注，深感《素问》注本虽多，但多有"义意艰深"或"字句文义重复"，甚至于"以讹传讹"之处，故以"直捷明白，可合正文诵读"，对《素问》全书重予编注。汪昂（字讱庵）著《素问灵枢类纂约注》（1689

年），参考各家之说，删繁辨误，附以己意，堪称《内经》节注之善本。

乾隆年间，黄元御（字坤载）著《素问悬解》《灵枢悬解》（1756 年），揆度古义，参互校正，其所注释，每有发明，重予编次，以成一家之言。薛雪（字生白）著《医经原旨》（1754 年），选录《内经》重要经文，参考张景岳《类经》注释，并广集诸家之说，重于撰注而成。

此外，陆懋修（字九芝）著《内经运气病释》《内经遗篇病释》《内经运气表》《内经难字音义》，胡澍（字荄甫）著《素问校义》，陈念祖（字修园）著《灵素节要浅注》，皆对《内经》学术研究具有参考意义。

（2）《伤寒论》《金匮要略》的传承

对于《伤寒论》研究卓有成就者：顺治年间，喻昌（字嘉言）著《尚论篇》（1648 年）为阐发《伤寒论》的重要著作，"发仲景之精微，补正叔和之疑阙"，辨林亿、成无己校注之失，继则以六经各自为篇。纲目分明，条理井然，有所创新。

康熙年间，喻昌的弟子徐彬（字忠可）著《伤寒一百十三法发明》（1667 年），其学术观点源于喻氏，以为《尚论篇》详于论证而略于方论，遂将方论专辑一帙而成此书。张璐（字路玉）著《伤寒缵论》《伤寒绪论》（1667 年），《自序》有曰："缵者，祖仲景之文；绪者，理诸家之纷纭而清出之，以异仲景之法，汇明其源流。"得方有执《伤寒论条辨》和喻昌《尚论篇》等书，并广搜秘本，博采众长，参以己见，条理明晰，读之使人豁然。张璐长子张登（字诞先）著《伤寒舌鉴》，二子张倬（字飞畴）著《伤寒兼证析义》，可视为张氏二书的附篇。张志聪对《伤寒论》致力尤深，曾详加注释，稿未成而病逝。其后，高士栻重予编纂，1683 年增补为《伤寒论集注》，书中选集前人注疏，并有不少张、高二氏的见解。柯琴（字韵伯）著《伤寒来苏集》（包括《伤寒论注》《伤寒论翼》《伤寒附翼》），《伤寒论注》对《伤寒论》原文逐句加以校正，"以证为主"，各按相关条目归纳类聚，进行疏释。《伤寒论翼》论及伤寒大法、六经正义、合病并病及风寒、温暑、痉湿、平脉及六经分证等。《伤寒附翼》专论《伤寒》诸方，结合病因、病理和脉证来阐论方义及其应用。全书使《伤寒》辨证论治之法更切实用，对后世具有很大影响。

嘉庆年间，尤怡（字在泾）著《伤寒贯珠集》（1810年），以六经治法为纲，各经分列正治、权变、斡旋、救逆、类病、明辨、杂治及少阳刺法、少阴清法、下法、温法、厥阴清法、温法等，以法类证，方随附之。因而被视为学习《伤寒论》的阶梯与津梁。

乾隆年间，徐大椿（字灵胎）著《伤寒类方》（1759年），是对《伤寒论》以方统证的注释方法，将《伤寒论》113方分为桂枝汤、麻黄汤、葛根汤、柴胡汤等十二类，每类先列主方条文，并以同类方条文附述于后，末载六经脉法及别证变法，分别加以注解。该书对方证研究颇深，故为后世学者所推崇。

对于《金匮要略》研究卓有成就者：雍正年间，尤怡（字在泾）著《金匮要略心典》（1729年）是学术价值较高的注本，对原著的深文奥义，难以疏释的部分，宁可缺略，不强衍注；对传写致误的文句，一经发现，立予改正；对后人续入的条目，确有据者，即行删汰。并且，为了补充前书之不足而撰辑《金匮翼》（1768年），对内科杂病分类较细，选方切于实用。

清代较早注本为康熙年间的徐彬（字忠可）著《金匮要略论注》（1671年），注释显明，阐发蕴奥，颇为后世医家所重。周扬俊（字禹载）著《金匮玉函经二注》（1687年），以元·赵良（字以德）《金匮方论衍义》为蓝本而予以补注，故称"二注"。补注部分，多取喻嘉言说，加以己见而有所发挥。沈明宗（字目南）著《金匮要略编注》（1692年），以序例冠于篇首，并将方论部分相贯于后，条理不紊，体例井然，诠释颇有可取。魏荔彤（字庚虞）著《金匮要略本义》，对各种病证的病机和治法，分析较为详细。黄元御（字符御，一字坤载）的《金匮悬解》（1754 年），认为内伤杂病，当以扶阳气、运化脏腑气血功能为主，阐发"阳自阴升，阴由阳降"之理，颇有见地。陈念祖（字修园）著《金匮要略浅注》（1830 年），浅显易懂，便于初学。

（3）本草学的传承

吴其浚（1789—1847），字季深，一字瀹斋，别号吉兰，号雩娄农，河南固始人。对植物学与矿产学有深厚的造诣，著有《植物名实图考》《植物名实图考长篇》《滇南矿厂图略》和《滇行纪程集》等书，开现代植物学先河，具有很高的学术价值。《植物名实图考》1848 年成书，全书 38 卷，记载植物 1714 种，分谷、蔬、山草、隰草、石草（包括苔藓）、水草（包括藻）、蔓草、芳草、毒草、群芳（包括寄生于一些木类的担子菌）、果、木等 12 类，是一部专门记载植物，又集中反映其生物学特性的植物学专著，多数植物是吴其浚亲自观察和调查所得，在植物学研究方面具有重要应用价值。

赵学敏（1719—1805），字恕轩，杭州人。赵氏著《本草纲目拾遗》（1765 年），收录《本草纲目》一书所未载，或已载而未备，或虽备而有误的药物，分为水、火、土、金、石、草、木、藤、花、果、诸谷、诸蔬、器用、禽、兽、鳞、介、虫等 18 类共 921 种（包括附记药品 205 种）。其中新增 716 种为《本草纲目》所未载或记录不详者；161 种属于对《本草纲目》已收药物的补订内容，并对《本草纲目》的一些错误做了订正，该书是继李时珍《本草纲目》之后中药学研究的重要著作。1759 年，赵氏著《串雅》（包括《串雅内编》《串雅外编》)，广泛收集整理民间医药经验与知识，用药具有简、便、验、廉的特点。

2. 温病学理论与实践的创新

温病学派，是以研究外感温热病为中心的学术流派。学界有称"明清温病四大家"，分别是吴又可、叶天士、薛生白、吴鞠通。明代医家吴有性（字又可）编著了中国历史上第一部温病专著《温疫论》，其对温疫的病因、发展、治疗等提出了独特见解。

清代，是温病学派发展创新最为突出的时期。

叶桂（约1666—1745），字天士，号香岩，江苏吴县人。其门人据其口授整理而成的《温热论》是温病学理论的奠基之作。创立了卫气营血辨证施治理论体系，系统阐述温病的病因、病机、感染途径、侵犯部位、传变规律和治疗大法等，提出"温邪上受，首先犯肺，逆传心包"的温病顺传和逆传，发展温病的诊断方法，如辨舌、验齿、辨斑疹、白痦等。

薛雪（1681—1770），字生白，号一瓢，江苏吴县人。代表著作为《湿热条辨》，长于湿热病的辨证论治。薛氏认为湿热之邪从口鼻而入为主，少量从体表而入者；而病变中心则在脾胃，将湿热病分为九种证候施治，无论常变皆有案可循，是后世研究温热病的必读之作。

吴瑭（1758—1836），字鞠通，江苏淮阴人。代表著作《温病条辨》，创立了温病"三焦辨证"，确立了三焦的正常传变方式是由上而下的"顺传"途径，并结合"卫气营血"理论，创造性地提出温病辨证论治的纲领和方法，适用于温热病体系的辨证和治疗。并且，《温病条辨》的著名方剂，如银翘散、桑菊饮、藿香正气散、清营汤、清宫汤、犀角地黄汤等，具有很高的临床应用价值。

3. 中医理论之发扬与集成

（1）综合性医书

张璐（1617—约1699），字路玉，晚号石顽老人，江南长州人。与喻昌、吴谦齐名，被称为我国清初三大医家之一。一生著述颇多，有《伤寒缵论》《伤寒绪论》《伤寒兼证析义》《张氏医通》《千金方衍义》《本经逢原》《诊宗三昧》等。其中,《张氏医通》(1695 年)为综合性医书,包括内、外、妇、儿及五官等科,分门分证,征引古代文献及历代医家医论,每病先列《黄帝内经》《金匮要略》之论述,次引后世如孙思邈、李东垣、朱丹溪、赵献可、薛己、张介宾、缪仲淳、喻嘉言等诸家之说,同时结合个人临证经验,自中风至婴儿共分十六门,每门又分子目,体例实取法于王肯堂《证治准绳》,而选辑更为精审。后四卷论方,共分 94 门,祖方一卷,专论方祖源委,分析其配伍、功能与治疗之证。另三卷为专方,以病证分门集方,并有方解。张璐对杂病的治疗,重视辨证,擅长温补,成为明清时期温补学派的医家之一,对后世医家影响很大。

程国彭(1680—约 1735),字钟龄,号恒阳子,安徽歙县人。1732 年,著成《医学心悟》,卷一为总论,除阐述望、闻、问、切四诊外,提出著名的"汗、吐、下、和、温、清、补、消"八法,至今仍有效地指导着临床医生的实践。卷二为伤寒部分,细致辨析了六经证治。卷三、卷四以内科病为主,包括五官科疾患共 76 种常见病、多发病。卷五为妇科,介绍了 40 余种妇科疾患的诊治。卷六即为《外科十法》,包括外科、皮肤科等 45 种病的辨证施治。所载诸多验方,300 多年来也历试不爽,著名的验方有启膈散、治痢散、止嗽散、消瘰丸等。

(2)官修百科全书

康熙至雍正年间,奉康熙皇帝之命,陈梦雷(1650—1741),字则震,号省斋,晚号松鹤老人。负责编纂《古今图书集成》,全书共 1 万卷,另有目录 40 卷,原名《古今图书汇编》,康熙皇帝钦赐书名,雍正皇帝写序,是现存规模最大、资料最丰富的类书。本书编辑历时 28 年,共分 6 编 32 典。康有为赞誉:"清朝第一大书。""中国之瑰宝。"英国著名学者李约瑟著《中国科学技术史》提到："我们经常查阅的最大的百科全书是《图书集成》……这是一件无上珍贵的礼物。"中医药学部分为《古今图书集成·医部全录》，共520卷。本书分类编纂，自《黄帝内经》到清初的医学文献百余种，既有基础理论，又有分科治疗；有论有方，内容丰富，叙述较系统、全面。包括对古典医籍的注释，各种疾病的辨证论治，以及有关医学的艺文、记事和医家传记等。

其后，乾隆皇帝诏令太医院右院判吴谦（字六吉，安徽歙县人）主持编纂大型的医学丛书《医宗金鉴》。吴谦奉旨后，下令征集全国的各种新旧医书，并挑选了精通医学兼通文理的70多位官员共同编修，历时三年，1742年以武英殿聚珍本与尊经阁刻本印行，在全国推广，影响巨大。《医宗金鉴》全书共90卷，15个分册：即伤寒17卷、金匮8卷，名医方论8卷，四诊1卷，运气1卷，伤寒心法3卷，杂病心法5卷，妇科心法6卷，幼科心法6卷，痘疹心法4卷，种痘心法1卷，外科心法16卷，眼科心法2卷，针灸心法8卷，正骨心法4卷。全书采集了上自春秋战国，下至明清时期历代医书的精华。图、说、方、论俱备，并附有歌诀，便于记诵，尤其切合临床实用，流传极为广泛。1749年即被定为太医院医学教育的教材，"使为师者必由是而教，为弟子者必由是而学"。

4. 中西医汇通学派

是以振兴、发扬中医学为目的，主张引进西方医学中先进的理论、技术与中医汇通的学术派别。明末清初，西方来华的耶稣会教士带来一些西方医药知识，西医学开始在中国传播。19世纪中叶以后，传教士的到来，西医学大量传入中国，西医书籍的翻译，建立西医学校、医院，吸收留学生，迅猛地冲击了中国的传统医学。中西汇通学派则认为中西医各有所长，必须吸取西医之长，为中医所用。有中西汇通四大家：

朱沛文（19世纪中叶），字少廉，又字绍溪，广东南海（今佛山）人。

代表著作为《华洋脏象约纂》《华洋证治约纂》。

唐宗海（1851—1918），字容川，四川彭县人。精通《易经》，研读方书，知识渊博。代表著作为《血证论》《中西汇通医经精义》《本草问答》《金匮要略浅注补正》《伤寒论浅注补正》等，对中医学的主要贡献，在于对血证的研究和在中西医汇通方面所做的努力。

恽树钰（1878—1935），字铁樵，江苏武进人。1911 年任上海商务印书馆编译，曾主编《小说学报》。1920 年弃文行医。代表著作为《药盦医学丛书》包括《群经见智录》《伤寒论研究》《温病明理》等 22 种，不落古书窠臼，富有创新精神。1925 年，与国学大师章太炎等在上海创办"中国通函教授学社"即"铁樵函授中医学校"，1933 年办铁樵函授医学事业所，受业者千余人。

张锡纯（1860—1933），字寿甫，河北盐山人。1916 年在沈阳创办我国第一间中医医院——立达中医院。1930 年在天津创办国医函授学校，培养了很多中医人才。《医学衷中参西录》为张锡纯一生治学临证经验和心得的汇集。

正是在晚清，即 19 世纪中后期的科技和医学背景下，周学海的著作有对《黄帝内经》的考据评注，见于《内经评文》；有对《伤寒论》的研究，见于《伤寒补例》；有对温病学派著作之评注，见于评注叶桂《温热论》《幼科要略》《叶案存真类编》等；有对中医理论之心得，见于《读医随笔》。因此，《清史列传》称："自言于清一代名医，服膺张璐、叶桂两家，证治每取璐说，盖其学颇与相近。"学术创新重点在于脉学，著《脉学四种》加以发挥。并且，长于对中医学古籍之校勘，以利于学术传承；又突出个人学术见解，以利于学术创新；对于中医学的承前启后、继往开来，具有重要贡献。

二、生平纪略 🕊

据《散原精舍文集》卷六"浙江候补道周君墓志铭"记载，周学海生于清咸丰六年（1856），卒于清光绪三十二年（1906）。据《清史稿·列传二百八十九·周学海》记载："周学海，字澂之，安徽建德人，总督馥子。光绪十八年进士，授内阁中书，官至浙江候补道。潜心医学，论脉尤详，著《脉义简摩》《脉简补义》《诊家直诀》《辨脉平脉章句》。引申旧说，参以实验，多心得之言。博览群籍，实事求是，不取依托附会。慕宋人之善悟，故于史勘、张元素、刘完素、滑寿及近世叶桂诸家书，皆有评注。自言于清一代名医，服膺张璐、叶桂两家。证治每取璐说，盖其学颇与相近。宦游江、淮间，时为人疗治，常病不异人，遇疑难，辄有奇效。刻古医书十二种，所据多宋、元旧椠藏家秘笈，校勘精审，世称善本云。"

周学海出身官宦门第，其父周馥（1837—1921），字玉山，长期在天津协助李鸿章办理洋务，曾任津海关道兼署天津兵备道、长芦盐运使、直隶按察使、直隶布政使、署理直隶总督兼北洋大臣。清末曾任山东巡抚、两江总督、两广总督等职。周学海为周馥之长子。

周学海幼时正值太平天国革命，因家居受到冲击，父从戎在外，跟随母亲往江西彭泽逃难，兵乱稍定，归家已无完居，靠稠粥度日。私塾读书，沉酣经史词章之学。1864年随母被父接到金陵，补为县学生员。光绪四年（1878）因祖母病重，又随父母回乡省亲，周学海充任家庭塾师，教弟学铭、学熙课读。

光绪十四年（1888），周学海南下参加江南乡试，得中江南乡试第29名举人。光绪十八年（1892），周学海殿试得中进士。以内阁中书用，分发南河同知，未到任。遵父命回扬州，任河务同知，负责江河防务、水利等事。因任职有功，提升道员，赏戴花翎，加二品衔，后改浙江候补道。

周学海虽为官公务繁忙，但随身携带医书，点校评注。每到一处，凡遇求诊之人，不论僚友乃至百姓，莫不有求必应，应手辄验，遇疑难病证，每有奇效，故一时颂声著于长江南北。1906 年 5 月，周学海病故于金陵。

生平大事：

咸丰六年（1856）　　　周学海出生。

光绪十四年（1888）　　乡试，举人。

光绪十七年（1891）　　《周氏医学丛书》初集首刻。

光绪十八年（1892）　　殿试，进士，内阁中书。

光绪十八年（1892）　　著《脉义简摩》《脉简补义》。

光绪十九年（1893）　　著《辨脉平脉章句》，评注叶桂《叶案存真类编》。

光绪二十年（1894）　　评注朱震亨《金匮钩玄》，著《形色外诊简摩》。

光绪二十二年（1896）　　著《内经评文》《脉学四种》。

光绪二十四年（1898）　　著《读医随笔》。

光绪三十一年（1905）　　著《伤寒补例》。

光绪三十二年（1906）　　卒，享年 51 岁。

宣统三年（1911）　　　《周氏医学丛书》全书出版。

周学海家系：

周学海出身名门望族，周氏家族有多位杰出人士，享誉海内外。据"安徽名人馆"周氏家族杰出人士专门介绍，本书仅记述周学海家系杰出人士：

【子女】

长子　周达，字美权（1878—1949），数学家，集邮大王。

次子　周逵，字仲衡（1890—1968），医学博士，著《普通治疗法》。

三子　周暹，字叔弢（1891—1984），实业家，收藏家，全国政协副主席。

四子　周进，字季木（1893—1937），文物收藏家。

五子　周云，字祥五（1897—1940），工程专家，著《建德风土记》。

【孙】

周震良，字伯鼎（1903—1981），周达长子，电机工程师，教授。

周熙良（1905—1984），周达次子，著名翻译家。

周炜良（1911—1995），周达三子，国际著名数学家，霍布金斯大学教授。

周一良，字太初（1913—2001），周叔弢长子，著名历史学家。

周珏良，字书巢（1916—1992），周叔弢次子，著名翻译家。

周艮良（1917—?　），周叔弢三子，建筑设计专家。

周杲良（1918—1998），周叔弢四子，神经生物学家，斯坦福大学教授。

周以良（1922—2005），周叔弢五子，植物学家，国家森林植物学带头人。

周与良（1923—2002），周叔弢次女，微生物学家。

周治良（1925—?　），周叔弢六子，建筑设计专家。

周景良（1928—　　），周叔弢七子，地质物理学家。

【曾孙】

周启坤（1926—　　），周震良长子，新西兰著名生物学家。

周启成（1938—　　），周熙良长子，庄子研究学者。

周启乾（1939—　　），周一良长子，日本史研究专家。

周启鸣（1956—　　），周珏良次子，信息系统论专家。

周启登（1946—　　），周云长孙，乌尔都语专家。

周学海家系杰出人士一览表

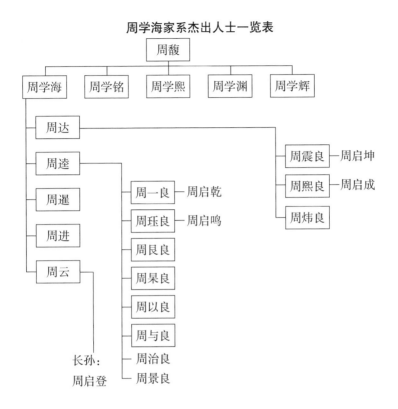

三、从医经历

　　周学海因体弱又积劳而多病，中年以后发奋专攻医学。从《黄帝内经》着手，日夜研求，继而遍阅《伤寒论》《脉经》《神农本草经》《备急千金要方》等名著，博览群籍，饶有心得，且不取依托附会，实事求是，精益求精。尤其信服清朝名医张璐、叶桂两家，证治每取璐说，并结合临证体会，学验俱丰。

　　清朝朴学兴起，考据之风盛行，清儒用考据的方法，从文字、音韵、训诂、校勘的角度研究古籍，考证古义，取得了很大成绩。乾嘉后期，朴学渐衰，一些学者把精力投向以《黄帝内经》为代表的中医古籍，并对此进行了专门的研究，使古医经的本义大白于世。周学海致力于医学研究正值此时，受家学影响，仍以考据治学，据宋元刻本、藏家秘籍，校勘精审古医书12种付梓。所校各书，必遵原著，从不妄作修改。凡其有校勘或存疑之处，均在文中以小字添加案语，并参考多部版本，以证其说，足见其治学颇为严谨。其中，华佗所著《内照法》，存本量仅有明刻本（残）、清刻本，周学海"得孙氏平津馆本"及"坊本"后重新整理刊刻，并将"《内照法》附刻于后以别于孙本"。对于《内照法》的传世起着重要的作用。周学海评注中医经典及著名医书12种，如《内经评文》、滑寿《诊家枢要》、张元素《脏腑标本药式》、朱震亨《金匮钩玄》、刘完素《三消论》、叶桂《温热论》等，多有理有据，论证详尽，观点公允，常有新意。

周学海由朴学向医，注重朴实简洁，对脉学尤有专攻，著《脉学四种》，名之《脉义简摩》《脉简补义》《诊家直诀》《辨脉平脉章句》，书名冠以"简""直"，与朴学治学精神一脉相承。《读医随笔》发扬中医基础理论，以气血精神、气机升降、五行制化、虚实补泻等立论，对于中医学理论之传承与创新有重要贡献。

清末，中西医汇通学派兴起，采用西医学解析中医学理论之说颇为盛行。周学海对于吸取西医之学验证中医，只是个别论述，散见于各著作之中。如《读医随笔·升降出入论》云："西医谓：人居室中，不可两面开窗，则人之中气，为往来之气所冲击不能支，即头空痛矣。"《读医随笔·气能生血血能藏气》云："所谓气生血者，即西医所谓化学中事也。"周氏一方面吸取西医之长，证之中医。同时，对于西医之不足也有批评，如《内经评文·口问》："其（中医学）论人身气机相引之理，胜于近日西医之说万万矣……西医之圣者仅胜于今医之庸者。"《读医随笔·气血精神论》："西医徒恃窥测，而不能明理，虽曰征实，然未免滞于象矣！"

周学海积大半生精力，辑名家之书，扬众医之长，抒个人之见，辑著《周氏医学丛书》。惜呕心沥血，积劳成疾，心力交瘁，未及周甲而与世长辞。周学海一生淡于名利，虽承官宦贵显之后，而布衣蔬食，生活简朴，惟尽心尽力潜心医学，其刻苦钻研之精神，非一般读书人所能及，真乃学者之楷模。

周学海

一

著作简介

　　周学海著有《读医随笔》《脉学四种》《伤寒补例》《形色外诊简摩》《重订诊家直诀》等。此外，还校勘评注《黄帝内经》《伤寒杂病论》《神农本草经》等古医籍，辑为丛书——《周氏医学丛书》，在后世得以推广普及。《周氏医学丛书》，在其逝世五年后，全书得以付梓，为后世留下一部不朽之作。

一、《周氏医学丛书》

（一）《周氏医学丛书》总目

　　周学海所辑《周氏医学丛书》，共3集，32种。所收具体书目如下：

（1）初集（12部）

《神农本草经》3卷　魏·吴普等述（原题）

《本草经疏》30卷　明·缪希雍著

《脉经》10卷　晋·王叔和撰

《脉诀刊误集解》3卷　元·戴起宗著

《增辑难经本义》2卷　元·滑寿本义　周学海增辑

《中藏经》3卷，附方1卷　汉·华佗著

《内照法》1卷　汉·华佗著

《诸病源候论》50卷　隋·巢元方撰

《脉因证治》4卷　元·朱震亨著

《小儿药证直诀》3卷　宋·钱乙著

《阎氏小儿方论》1卷　宋·阎孝忠著

《小儿癍疹备急方论》1 卷　宋·董汲著

（2）二集（14 部）

《脉义简摩》8 卷　周学海撰辑

《脉简补义》2 卷　周学海著

《诊家直诀》2 卷　周学海著

《辨脉平脉章句》2 卷　汉·张机撰　周学海章句

《内经评文》36 卷　周学海评注

《读医随笔》6 卷　周学海著

《诊家枢要》1 卷　元·滑寿著　周学海注

《脏腑标本药式》1 卷　金·张元素著　周学海校正

《金匮钩玄》3 卷　元·朱震亨著　周学海评注

《三消论》1 卷　金·刘完素著　周学海注

《温热论》1 卷　清·叶桂著　周学海注

《幼科要略》2 卷　清·叶桂著　周学海注

《评点叶案存真类编》2 卷　清·叶桂著　周学海类评

《印机草》1 卷　清·马元仪著　周学海评注

（3）三集（6 部）

《评注史载之方》2 卷　周学海评注

《慎柔五书》5 卷　明·胡慎柔撰　周学海评注

《韩氏医通》2 卷　明·韩懋著

《伤寒补例》2 卷　周学海著

《形色外诊简摩》2 卷　周学海撰辑

《重订诊家直诀》2 卷　周学海著

（二）《周氏医学丛书》版本

《周氏医学丛书》初集校刊古医书 12 种，首刻于清光绪十七年辛卯

（1891）。其后，陆续将周学海评注的有关著作及其本人所著医书付梓；宣统三年辛亥（1911）秋十月终得大成，由安徽建德福慧双修馆雕版印刷刊行。通过《周氏医学丛书》所辑各部著作的序言、书籍护页题记及书尾记载，可以了解到著作的编著和雕版印刷时间。编著时间姑且按照原本记载不变，加以公元纪年；雕版印刷时间亦依原刻，加以公元纪年。

1936 年，建德周学熙以家刻原本（福慧双修馆刊本）影印。1936 年影印本首页为"清史列传"记载周学海事迹；次页有周学熙影印《周氏医学丛书》序。福慧双修馆刊行的《周氏医学丛书》正文半叶 11 行，行 21 字，栏框四周双边。版心白口，单鱼尾，其上记书名，下为卷数，再下方刻有页数。

1984 年，江苏广陵古籍刻印社据福慧双修馆刊本影印。

1999 年，中国中医药出版社《明清名医全书大成》系列丛书，《周学海医学全书》由郑洪新、李敬林任主编。全书 99 万字，内容主要包括周学海所著医书，有《内经评文》36 卷，《伤寒补例》2 卷，《读医随笔》6 卷，《形色外诊简摩》2 卷，《脉义简摩》8 卷，《脉简补义》2 卷，《辨脉平脉章句》2 卷，《重订诊家直诀》2 卷；后附周学海学术思想研究；周学海学术思想研究论文题录。

二、周学海编著的医书

（一）《读医随笔》

《读医随笔》，为周学海读书、临证之笔记，1898 年成书。全书分为 6 卷：卷一证治总论，卷二上形气类、卷二下脉法类，卷三、卷四为证治类，卷五方药类，卷六评释类。《读医随笔》之"气血精神论""升降出入论""承制生化论""虚实补泻论"四大论，对于中医基础理论的发扬，具有重要学术价值和贡献。对于脉法，多有创见；对于临床因、机、证、治，多有论述；脉以亲诊之悟，药以亲尝之效，虽云详记备忘于已，实乃遗后人之珠玑矣！

（二）《脉学四种》

《脉学四种》，包括《脉义简摩》《脉简补义》《诊家直诀》《辨脉平脉章句》，分别于 1892 ～ 1893 年成书。周氏自称四种"皆依旧义而衍释之。《简摩》，正义也；《补义》，余义也；《直诀》，本义也；《辨脉平脉章句》，古义也"。周学海治医，先治脉，次治药；临证尤善脉学，集各家之长，提出位、数、形、势、微、甚、兼、独辨脉纲领，并论二十四脉象会通，以及临证诊脉技法，对切脉、脉象、主病等阐述甚详。尤其论痰病脉象可谓独一无二。诊法虽重视脉诊，又相参望形色形态、闻声音气味、问症状主次，四诊合参，相辅相成。该著作为中医诊断学做出重大贡献，极具参考价值。

（三）《形色外诊简摩》

《形色外诊简摩》，2 卷，1894 年成书。上卷专论望形，包括形诊总义、生形（生理）、病形（病理）及络脉形色等；下卷以望色为主，包括面色总义、面色应病、目色应病、舌色应病及外诊杂法类等。该书自序说："是编也，《内经》三诊之文全在；《难经》以下，择其切要，能补《内经》未备者收之。"书中论述以望诊为主，问诊、闻诊为辅。三法之与切脉，又互为主辅。该著作为中医诊断学形色望诊之专书，多有发挥，临证切用。

（四）《重订诊家直诀》

《重订诊家直诀》，是在《脉学四种》和《形色外诊简摩》基础上，重新整理，由博返约，特撮其要而成，分上、下两卷。成书时间未详，应在 1894 ～ 1895 年。卷上，包括指法总义、二十四象会通、八法总义，尤其突出位、数、形、势、微、甚、兼、独；卷下，包括独取寸口本义、三关脉体通考、气血形势直解等 17 篇，主要发挥脉法纲领、疑难脉象，后附外诊撮要，以概诊法之全。

（五）《内经评文》

《内经评文》，包括《素问评文》24 卷和《灵枢评文》12 卷，1896 年
成书。全书根据通行本《素问》《灵枢》的编次，进行点评。评注充分剖析
文章结构层次，评说文气神韵；点明诵读重点，利于吟诵记忆；借助训诂
校勘，彰显经文要旨；尊经而不盲从，疑古而不武断；释义每能独出心裁，
而不人云亦云。辨析医理清晰，疏通文理流畅，故为学习和研究《黄帝内
经》的重要参考书。

（六）《伤寒补例》

《伤寒补例》，分上、下两卷，1905 年成书。卷上 9 篇，专题论述《伤
寒论》之理论，如"三阳三阴分经名义""两感有三""伤寒重病多是下
焦伏寒"等；卷下 8 篇，重点论述伤寒证治、诊法及杂记，如"牢脉病
机""发汗别法"等。自叙曰："有见辄录，积久成帙。"为"拾遗发覆"之
作。对于研究《伤寒论》理法颇有裨益。

周学海

学术思想

周学海精研古籍，勘误求真，对中医经典著作之精髓关键之处进行阐述，对中医基础理论进行归纳整理，详细记于《读医随笔》，体现出周学海学术思想的渊源、传承及其创新。

一、学术渊源

（一）《黄帝内经》评注钩玄

对于《黄帝内经》，周学海甚是重视，故其不但在《读医随笔》《脉学四种》《形色外诊简摩》《重订诊家直诀》诸书中引述、探讨、发扬《黄帝内经》理论，更著《内经评文》一书，对《黄帝内经》诸篇进行点评。

1.《黄帝内经》评注之缘起

据周学熙《周氏医学丛书·序》所云，周学海"生而好学，自幼入塾，沉酣经史词章之学"，因"中年以后，积劳多病，时医每至束手，乃发奋专攻医学。其取《黄帝内经》，日夜研求，豁然贯通，若有神助。继则遍阅历代名医著作"，终成一代名医。可知周学海之所以能在医学上取得巨大成就，与其深研《黄帝内经》学术是密不可分的。

在周学海看来，"《素问》《灵枢》，医之祖也，即文之祖也。其义理法度传于邃古，非秦汉诸子之所能臆度也；其精神格力比于六经，非秦汉诸子之所能攀拟也"，而学习《黄帝内经》，"内益于身心性命，外裨于文章功力，有胜于泛读空文万万者"。故其"仿茅鹿门、储同人评《左传》《战国策》文例，取两经之文，为之分析腠理，指点起伏，使览者见其脉络贯通，义理昭著，抑扬顿挫，情韵流连，足以发人之神智，而舞蹈于不自觉也"。

（《内经评文·自序》）

2.《黄帝内经》评注的特色

主要体现在《内经评文》一书中。该书凡 36 卷，分为《素问》《灵枢》两部分，篇目次序因袭前人之旧而未作变动，文辞优美，语句精炼，在《黄帝内经》注本中独具特色。

以下从 6 个方面，对周学海《内经评文》的特色加以介绍。

（1）剖析经文层次 评说文气神韵

因周学海自幼沉酣经史词章之学，故其品评《黄帝内经》注重文章结构层次的剖析，重视文气神韵的评说。

《内经评文》以旁注、夹注、篇末总评的形式，对《黄帝内经》全文逐篇分节、分段予以评说，以使经文文理清晰、层次分明，便于读者深刻领会经旨。以下试举例以述之。

如其研读《素问·诊要经终论》后，对全篇文法评价说："首言人气，次言刺法，次言刺逆，而以经中结之，层次井井，排偶到底，法律整齐，此极冠冕文字。《灵》《素》皆善于用整，妙于用排，使读者不觉其板，圣神传道之文如是。"读此总评，相信读者已可对文中要旨了然于胸。总评之外，周学海还用极其精练的语言，以旁注、夹注的形式，对该篇进行了画龙点睛式的评注。其针对岐伯以"正月二月，天气始发，人气在肝"诸语，对黄帝"诊要何如"之问，其旁注云："探原立论，人气所在，即诊要也。"点明篇名诊要之所指，可谓言简意赅。结合《黄帝内经太素》"环已"之异文，其以"若轻者，病旋已也"释"间者环也"，表明校勘的结论是以《太素》为是，而又认为"环"乃"旋"之假借字，正所谓是文辞简而意蕴深。其言"春夏秋冬，各有所刺，法其所在"一句"总一笔回映上节，激起下节"，谓"凡刺胸腹者，必避五脏"一段"在前半段为补叙，而五脏死期正好引起十二经终，前后连络，在有意无意之间"，指明二者在该篇文章结构中所起到的承接作用，使读者对《黄帝内经》文法的谨严有了具体而深入的理解。全篇评语虽字数寥寥，但颇有助于读者研读。

再如，其对《素问·通评虚实论》总体评价说："以虚实为主，而滑涩、逆顺、寒温、缓急、大小皆其注脚也。分四节读，一节论虚实大旨，二节论病症，三节论治法，四节论病源。井井有条，而气静神恬，渊然粹然，缓带轻裘，有此风度。诸条分叙，不用关束，满地散钱，而不嫌散者，何也？"对该篇主要内容的归纳精当不移，而对文章结构神韵的阐发令人耳目一新。总评之外，谓"何谓虚实"是"开门见山"之笔，云"邪气盛则实，精气夺则虚"乃"双柱擎天"，以"申虚实一笔，奕奕有神"评"夫虚实者，皆顺其物类始"，用"俗所谓蝴蝶格"评"重实""重虚"之"遥对"，无不是重在点明文气神韵，以倡明经旨。

如果说以上所举《素问》中两篇经文文字较少，结构层次尚属不难分析，则其对《素问·阴阳应象大论》结构层次的条分缕析实在是令人叹为观止。

正如周学海所言，该篇内容"汪洋浩瀚，茫无涯际"，故令"读者有望洋之叹"。然其对该篇结构层次加以分析之后，·提出此篇因其"有题在也"，故读之"其实无难"。本着这一认识，其评注之语时时不忘"阴阳应象"之题：点明首句"起笔高瞻远瞩，气象万千"，指明首段为"全篇之总冒"，或"以体象言"，或以"以性情言"，或"以功用言"，所叙含"无形之阴阳""有形之阴阳""阴阳之变"。指明前半篇"叙天地应天地之道""叙人身之清浊"与"物性之气味"以"合万物之纲纪""叙阴阳之变，带叙六气，应变化生杀""叙七情应神明之府""借四时之伤，以指点重阴必阳、重阳必阴之象"，总是"申释起笔，以明治病求本之义"；认为后半篇可分三节，第一节"从四时说到人身，应四时阴阳，各有纪纲"，"实发'象'字，遥应篇首求本"，其后"病能、治法两大节，应内外之应"，分别"叙阴阳之变"以"遥应篇首'病'字","叙治法"以"应篇首'治'字"。读过之后，相信读者定有受益匪浅之感。篇末总评又加强调："象者，天地、日月、四时、百物、脏腑、经络、四肢、爪发皆是也，皆不离乎阴阳也。篇中句句是阴阳，即句句是应象，中间罗列极富，头绪极繁，却处处以整齐之笔出之，此驭繁之捷法也。前半重发阴阳，分正变两意；后半重发应象，分体用两意。体即象也，用药调治之道也。一大篇中包数小篇，而起伏转折，线索一丝不乱。文中三快：义理透快，笔气雄快，读一篇而全书之纲领条目无不毕具，更为之大快。"既重医理阐发，又不忘指点文章之道，更提示学者此"阴阳应象大论"在《黄帝内经》全书具有重要地位，对于研读中医学术具有不可替代的作用。

周学海极其重视《黄帝内经》诸篇文气神韵的研究，评说不惜笔墨，阐发良多。

试观其评《素问·上古天真论》之语。其评"上古之人，其知道者"，云："造句跌宕，上四字通指，下四字专属。'人''者'二字不嫌相碰。若去'人''者'二字，文气便疲，可悟造句之法。"评"今时之人不然也"，云："转势飘逸。""此用横笔转，若去'不然也'，便无生趣。"评"今五脏皆衰"一段，云："'八八，则齿发去'下，不直接五脏虚衰，而推原肾者一笔，其妙正如画家水口山势尽处，突起高峰。'今'字遥接八八，'矣'字一宕，'耳'字一兜，笔力曲屈遒劲。"评"身年虽寿，能生子也"，云："二语力极遒劲，束本节即通束上节。"评"真人""至人""圣人""贤人"一段，云："四项衔接而下，有宣圣中行狂狷之思，直起直落，阵势奇横。"总评则称此篇"氤氲浑穆，涵盖八荒，真太古元气之文"。以今日之眼光视之，此等评说简直就是一篇精妙的文学作品赏析，充分阐发了《黄帝内经》的文气神韵，令人百读不厌。

此类评说占据了《内经评文》的大量篇幅，是周学海之心血所注，也是其最为得意之处。这些文字能极好地激发起读者的阅读兴趣，引导读者由欣赏奇文进而深思医理。

总之，重视剖析经文层次，注重文气神韵的分析，是周学海评注《黄帝内经》的最大特色。

（2）点明诵读注意 利于吟诵记忆

《素问·著至教论》将习医步骤概括为诵、解、别、明、彰，作为文人出身的周学海，深知诵读在《黄帝内经》学习中的基础地位，故其《内经评文》除了注重分析经文的结构层次、文气神韵，常常按照诵读的要求，用简明精练的语言，为后学指示吟诵中应当注意的问题。

例如，对于《素问·上古天真论》第一段，周学海认为，诵读时应当注意，"昔在黄帝"为"一顿"，"生而神灵"至"长而敦敏"应"四句一气读"，"成而登天"要"逐字重读、缓读"。读过"一顿""四句一气读""逐字重读、缓读"寥寥数语，即使我们不懂传统吟诵方法，仅仅结合今天朗诵的知识来理解，亦不难体会到周学海分析之精辟。

所以，今天阅读《内经评文》时，对于书中"一顿""顿住""重顿""略顿""略振""再振""直下""叫醒""更醒""重读""缓读""略急读"等词，我们也要细细体会，而不可轻易滑过。正是这些看似微不足道的关于诵读的点评，突出了《黄帝内经》的可"诵"可"读"性，起到了利于吟诵记忆的作用。

（3）借助训诂校勘 疏通彰显经旨

因《黄帝内经》文字古奥，难以索解之处甚多，《内经评文》虽以评点明经文层次结构、研究文章气象神韵为主旨，但生活在朴学兴盛时代的周学海，仍不忘对书中的疑难之处加以研究，或训诂，或校勘，以期能疏通文义、彰显经旨。

《内经评文》中训诂之处较少，这应当是受到了这部著作体例的限制。

但即便是如此，仍有不少观点发人深省。其中，最值得注意的是其关于通假字的辨识。

古书之中，文字假借极为常见。若不识通假，依本字读之，经义必扞格难通。若识得通假，则无须作过多的解释，经义亦可一目了然。兹举数例，以见周学海之卓识。如《素问·四气调神大论》中"愚者佩之"句，唐初杨上善注以"愚者得道之章，佩之于衣裳"，明代张介宾解作"愚者信道不笃，故但佩服而已"，自属望文生义。元代李冶《古今黈》云："佩，背也，古字通用。"元代滑寿云："佩当作悖。"明代吴崑言："佩与悖同，古通用。"三说虽已近经旨，但若细思之，皆不如周学海"同倍"之说精当。因"佩"与"背"或"悖"通假为用，在古籍缺少例证，而"佩"借为"倍"，在《荀子》已有其例。再如，《素问·阴阳应象大论》"九窍为水注之气"，注家多随文为释，读来总觉未惬。唯周学海注云："（气）当是'器'字，本经'气''器'每通用，如'阴器'多作'阴气'。"所言有理有据，令人信服。又如，《灵枢·岁露论》"腠理郄"之"郄"字，杨上善解作"曲"，义理不明，张介宾认为与"隙"同，但或虑及"隙"与文义不属，文中又随文解作"闭"义，此皆不如周学海"郄义当同翕"之解明了。

相对于训诂而言，书中关于《黄帝内经》文字词句的校勘之处较多，其提出的错简、脱文、衍文、讹误之处或疑似者已逾百数，而其校勘意见则颇有可取之处。如《灵枢·四时气》"睹其色，察其以，知其散复"句，明之马莳以"为"释"以"，清之张志聪将"察其以"解作"察其所以然之病"，可谓善于附会者。张介宾《类经·卷十九·候气》引作"睹其色，察其目，以知其散复"，似是据《灵枢·九针十二原》补一"目"字。对此周学海注云："以，'目'之讹也，古'目'字相近。"考诸《广韵》，"以"古字作"目"，与"目"字差别之处极其细微，又考《太素·卷二十三·杂刺》引此文正作"睹其色，察其目，知其散复"，再联系到《灵枢·九针十二原》亦无"以"字，可知周学海所论之精确。进而可知张介宾改定文字虽不违经旨，但终非古医经原貌，与周学海相较高下自见。再如，周学海认为《灵枢》中"腨"多误作"踹"，于"经脉"篇将"贯踹内"径改为"贯腨内"，而注之云："踹为足跟，腨为腓肠腿肚也，原本俱误作'踹'。"诚属不刊之论。又如，《素问·长刺节论》"病名曰疝……刺而多之"句中的"刺而多之"，注家或解作"刺而多留之"，或解作"多取其穴而刺之"，或避而不谈，而周学海注云"'多'疑是'灸'字"。依笔者之见，虽周学海言"疑是"，而实则可以奉为定论。《内经评文》一书中类似之处颇多，因原书俱在，读者自可覆按，不再赘言。

可以说，《内经评文》中的训诂、校勘值得我们借鉴之处甚多。

（4）注重贯通经旨 释义独出心裁

周学海精研《黄帝内经》各篇，评注注重贯通经旨，故释义每能独出心裁，而不人云亦云。

如《灵枢·卫气失常》有"营气濡然，病在血气"句，"血气"向有作"血脉"者，周学海认为当作"血脉"，注云："'脉'一作'气'，非。此即上篇（引者注：指"贼风"篇）伤于湿气，藏于血脉之中也。"其引《灵枢·贼风》为《灵枢·卫气失常》作注，自然较其余注家随文为释高明得多。

再如，其注《灵枢·上膈》"恬憺无为，乃能行气，后以咸苦"句，云："此句重在后字，若早用咸苦则大误矣。血得咸则凝，而苦又令人呕也。"据《素问·五脏生成》"多食咸，则脉凝泣而色变"与《灵枢·五味论》"血与咸相得则凝""苦入下脘，三焦之道皆闭而不通，故变呕"立说，亦是贯通经旨，而迥超诸家。

（5）点明学术联系 发挥经中奥旨

周学海饱读古医书，熟谙中医学术理论发展之脉络，又是一位在理论上颇多创见的医学大家，故其《内经评文》对于古今中医理论的学术联系时有论及。

如其在《素问·热论》篇末总评中说："确是仲景作论张本，乃有斥叔和不当引此文入《伤寒例》者，以为异也，何好立异之甚耶？"在周学海看来，既然仲景伤寒学说是对《素问·热论》的继承，王叔和引"热论"入《伤寒例》自无不可，可称得上是仲景功臣，而以"《内经》之旨与仲景异"则是"好立异之甚"，并不可取。联系到今日每有学者宣称仲景学说出自伊尹《汤液经法》，否认其与《黄帝内经》的学术联系，读者怎能不与周学海一样心生"何好立异之甚耶"之慨？

再如，其注《素问·调经论》"有所劳倦，形气衰少，谷气不盛，上焦不行，下脘不通，胃气热，热气熏胸中，故内热"云："此吾所谓动气之力不能运达热力于外也。"考诸周学海所著《读医随笔》，其所谓动气即指宗气，"乃营卫之所合"，联系到《灵枢·邪客》言"宗气积于胸中，出于喉咙，以贯心脉，而行呼吸焉"，可知周学海之解甚合经旨。此既可加深对《黄帝内经》的理解，又有助于对周学海宗气理论的理解。

（6）尊经而不盲从 疑古而不武断

通读《内经评文》，周学海尊崇《黄帝内经》的思想显而易见，然其虽尊经，却毫不盲从，而敢于陈述己见。这种不盲从古医经的态度，反映在其敢于对经文勘误求真。因上文对于周学海校勘经文的情况已有介绍，此处不再赘述。这里，笔者想强调的是，这种尊经而不盲从的态度，即便是在今日仍值得我们思考。反观今日，屡有学者主张对于《黄帝内经》要绝对"信、受、奉、行"，其见解与周学海相比真不知相差几何！

虽周学海对于《黄帝内经》不盲从而敢于疑古，勇于陈述己见，然其怀疑又绝不武断，这体现在其校勘《黄帝内经》的态度极其谨慎。对于《黄帝内经》原文，周学海直接改动之处甚少，删、补、移、改之处，多有注语阐明其根据，喜用"疑""似"等字样表明一己之见，这种态度自非擅改经文者可比。以下聊举数例以明之：

如《素问·平人气象论》"胃之大络，名曰虚里，贯膈络肺，出于左乳下，其动应衣，脉宗气也"句，诸家多作如上断句。至于"其动应衣"四字，或随文为释，或以"手"易"衣"，而周氏则言"'衣'字衍文"，故以"其动应脉"为句，并云："其动应脉，谓动数与寸口相应也。"见解颇为新颖，且与临床观察相符，虽未必合乎经旨，却令人回味无穷。

再如，《灵枢·阴阳二十五人》"气不足于上者，推而休之"句，注家多以"留针以待气也"释"休"字，唯周学海注云："'休'字疑误。'官能'曰：上气不足，推而扬之。"平心而论，据《灵枢·官能》，"休"系误字确然无疑，然周学海却云"疑误"，校改古书之慎于斯可见。

书中类似之处甚多，如我们能在阅读周学海关于《黄帝内经》文句校勘的内容时认真加以思考，定能体会到其尊经而不盲从、疑古而不武断的科学态度。

3.《黄帝内经》评注的不足

虽周学海倾注了极大的心血与激情写成了极具特色、引人入胜的《内经评文》，但这并不意味着其书毫无缺点。总览全书，笔者认为尚有如下不足之处。

（1）误判《黄帝内经》成书时代

《黄帝内经》一书，古之学者多认为出自黄帝之手，自有宋一代，邵雍、程颢、司马光等人已辨其非，而定为战国秦汉之时的作品，而自元明以来，吕复、郎瑛、顾从德，乃至日人丹波元简更考证其为西汉时期的著作，惜周学海未能及时采纳新说，认为"此三代之盛，涵养有道之士之所为作"，故得出"《素问》《灵枢》，医之祖也，即文之祖也。其义理法度传于邃古，非秦汉诸子之所能臆度也；其精神格力比于六经，非秦汉诸子之所能攀拟也"的错误结论。

既然误判《黄帝内经》时代，周学海对于经中一些与诸子学说关系密切的文字的评注自然也就不可避免地出现了一些遗憾。如《素问·四气调神大论》有"病已成而后药之，乱已成而后治之"之说，这"治未病"的思想本是先秦诸子之学防患虑患、居安思危的优秀思想在医学中的反映，而周氏则言"其调已为秦汉诸子所袭用"。周学海之所以有此误解，正是源于其未作悉心考据，将《黄帝内经》成书定为三代之前。

（2）妄改错解在所难免

前文曾论及周学海的态度是谨慎的，这体现在其评注《黄帝内经》之时，虽勇于疑古但绝不武断，删、补、移、改经文，多有注语阐明根据，喜用"疑""似"等字样表明一己之见。然而令人略感遗憾的是，或许因过于自信，周学海未将这种良好的体例严格地应用于《内经评文》之中，在校改经文时，个别之处未作标记，难免妄改之讥，而其注解亦有可商之处。以下分别举例以言之。

妄改之处，如其对于《灵枢·刺节真邪》相关经文的校改。该篇论五邪之刺的经文因文有衍夺错讹，颇不易读。周学海根据自己的研究结果，或删或补或改，最终使其句式一致，且较为协韵。这在古代《灵枢》注家中实属上乘之作。然而对于这些改动，周学海并未注明传世本医经的原貌，而仅以旁注的形式记之曰："此五段中，俱以七字为句，而协之以韵。"然今日看来，其校改实有可议之处。具体言之，《灵枢》"凡刺大邪日以小，泄夺其有余，乃益虚，剽其通，针其邪肌肉亲，视之毋有反其真"之文，周学海改作"凡刺大邪日以小，泄夺其有余乃益剽，通针其邪肌肉亲，视之毋有反其真"，虽文已协韵，但实不如刘衡如先生结合《太素》《甲乙经》校为"凡刺大邪曰以小，泄夺其有余剽其道，针干其邪肌肉亲，视之无有反其真"更为合理。《灵枢》"凡刺热邪越而苍，出游不归乃无病，为开通辟门户，使邪得出病乃已"之文，周学海校为"凡刺热邪越而苍，出游不归乃无殃，针为开通辟门户，使邪得出病乃去"，实则"病"古音"旁"，与"沧"协韵，"已"与"户"为"之""鱼"两部皆韵，皆不烦改字，倒是"通"字当据《太素》《甲乙经》改作"道"，而其后则当补一"乎"字。当然，我们无意苛求周学海在校勘《黄帝内经》时能做到字字不易，句句无误，但此等径改之处，若其也能比较清楚地保留古医书原貌，必不更有利于学者的研读？

错解之处，如其评《灵枢·禁服》云："此篇约万病诊治之法于人迎寸口，惜今失传不能用也。合《难经》覆、溢、关、格之义参之，人迎似关前，寸口似即关后，其以大小倍数分三阴三阳，当是浮中沉之事也。恨无明文可证之。"《黄帝内经》之人迎本指颈部之人迎脉，即结喉旁两侧颈总动脉搏动处，而周学海竟因见《难经·三难》以关前、关后之脉论覆、溢、关、格之义，遂言"人迎似关前，寸口似即关后"，可谓失之远矣。虽其后又于《灵枢·动腧》评语中明确指出"人迎果系结喉两旁动脉"，但终不如删去其评《灵枢·禁服》时所言"人迎似关前，寸口似即关后"诸语更为妥当。

当然，相对于《内经评文》的成就来说，书中的不足毕竟是微不足道，瑕不掩瑜。

4.关于《内经评文》的评价

前人评价褒贬不一。贬者如《四库全书总目提要·医家类及续编》即认为此书蹈"以帖括文法勾勒描画"之陋习，"以后世辞章窠臼，揣测模拟"《黄帝内经》，"未免太落小家局面"，并谓："此殆其诵读之本，寻绎工夫，具有涂径，不自割爱，然文人伎俩，究无当于医书精奥矣。"谢观《中国医学大辞典》则云："取《内经》之文，一一塾师论文之法，圈点评注之，其事颇陋。"然即便如此，前者仍云："是书于经文层次起伏，细为分析，使读者得有线索易于贯串。"而后者亦曰："然《内经》词义古奥，俗医每苦不能通晓，借论文以牖启之，或亦一法。"不得不承认《内经评文》有益于读者学习《黄帝内经》。

相比之下，今人高新彦对此书评价甚高，谓："《内经评文》是对《内经》的一首赞歌，是周学海研究《内经》的力作。此书风格独特，足以启迪后人；敢于陈述己见，令人耳目一新；文字华丽流畅，读后回味无穷。虽有错解和轻改经文之处，毕竟瑕不掩瑜。"依笔者愚见，这一评价虽有溢美之词，但总体尚属中肯。今之读者，或当作如是观。

（二）《伤寒论》理论补例

《伤寒论》作为中医经典著作，传世不朽，百家莫及，但其叙证过简，缺略难懂，令初学者难以领悟其经旨。周学海一生遍阅历代名医著作，尤其重视研读《伤寒论》，其主张先读《黄帝内经》《难经》，再读《金匮要略》，参以《外台秘要》《备急千金要方》等著作，而后及《伤寒论》，以考其变。周学海对《伤寒论》的理论研究颇为深入，并结合自身临诊体会，有见辄录，积久成帙，名曰《伤寒补例》，并在《读医随笔》中亦多有议论。

1.《伤寒补例》撰著缘由

周学海作为一代名医，其在医学上取得的巨大成就，与其深研《伤寒论》的学术密不可分。周学海读《黄帝内经》后，读仲景书，参以临诊，深有领会，发出"《伤寒论》难读并宜补大旨"的感慨。周学海认为，"伤寒见证，变化无端，非仲景六经主证所能赅括""伤寒见证，不止仲景原文，仲景文外，尚有伤寒证治"（《伤寒补例·叙目》）。周学海以为，仲景书缺略难读，叙证太简，常与方药不相对，诸如邪气何以发太阳、阳明、少阳及三阴，三阳三阴病何以各见某证，发汗吐下后何以变见某证等，仲景论中均不曾道破，故望高贤"取仲景书，合之《内经》，参之诸家，补发其所未备"。周学海主张"三阳三阴病上补发邪气来路,病下补发转证机括、某方主之,上下补发,对治气宜切定实事,勿谈空理",如此则"初中末候,条理分明,使读者对书如对病人焉,确有可循,不致眩惑"。惜其自愧愚陋,仅发其端,在《伤寒补例》及《读医随笔》中仅就某些问题阐明个人观点,而并未实现如初衷之补遗《伤寒论》大旨。

2.《伤寒补例》理论创见

(1)三阴三阳表里说

六经辨证是《伤寒论》理论体系的核心所在。所谓六经,即太阳、阳明、少阳、太阴、少阴、厥阴,为三阴、三阳之合称。

对于阴阳之名义,周学海在《伤寒补例》卷上"三阳三阴分经名义"篇中指出,"圣人通于天地万象之本,无不可以阴阳也者""凡属对待之象,皆可命以阴阳""有体之阴阳,有性之阴阳,有气之阴阳,有象之阴阳,有数之阴阳,有部位之阴阳,有功用之阴阳,有角立之阴阳,有相生之阴阳,有交变杂错之阴阳",万象可通于一义,而不能拘于一义。对于"三阴三阳,本于何义而有此名",周学海指出"本于天地四象""以四象阴阳之名,命于六气;以六气阴阳之名,命于人身上下表里之处"。若以经络、脏腑而论,则"经络之三阴、三阳,以其所行之部分表里言之;脏腑之阴阳,以其脏腑之本气刚柔清浊言之"(《读医随笔》卷二上"三阳三阴名义一")。若以气血清浊而论,则"三阳经之气血,亦运行于三阴;三阴经之气血,亦运行于三阳",故"气血之阴阳,当各从脏腑之本体求之,与分经之阴阳,两不相涉"(《伤寒补例》卷上"三阳三阴分经名义")。此外还有以六气、脉象等释三阴二阳者,皆颇牵强附会,不可取之。

周学海在《伤寒补例》卷上"三阳三阴分经名义"开篇即言:"经也者,分野之谓也,犹孟子所谓经界,在人身谓之部位,无专物而命物者也。"可见周学海所谓的经,即在人体之分野,与部位意义相近。《读医随笔》卷二"三阴三阳名义一"指出："人身三阴三阳之名，因部位之分列而定名。"《伤寒补例》卷下"伤寒论读法十四条"之"须知三阴三阳，只是经络表里之雅名"等论述，则明确了三阴三阳的部位实质为"表里"二字，即所谓"只因分野、方位、表里以定名"。表里之说，则有"有形层之表里，有经络之表里，有脏腑之表里，有气化之表里"。三阴三阳与气血之阴阳、脏腑之阴阳两不相涉，其重在"形层表里""形层即皮肤、肌肉、筋骨，所谓部分"。那么，"三阴三阳必分立诸名，而后便于讨论病机"。此即周学海之所以再三论及三阴三阳名义的所在。

（2）伤寒伏气发病说

"伏气"一说，最早源于《素问·阴阳应象大论》"冬伤于寒，春必温病"一语。其后，《伤寒论·伤寒例》中亦论之，至《温热经纬》卷二"仲景伏气温病篇""仲景伏气热病篇"，则明确论及"伏气"证治。

对于伏气致病，周学海发出"何得一言伏气，便专属于温病，与伤寒截然无涉"的感慨。其对"伤寒偏死下虚人"一语领会颇深，认为"伤寒重病多是下焦伏寒"。周学海指出："冬伤于寒者，大率伤于下焦膝胫也。""伤寒为病，率是邪伏下焦日久郁极，有触乃发。""伤寒发于伏气者，由足胫浸受，伏于筋络骨节，侵淫肌膜气分。""邪伏于下，与阳气不相冲激，得以宴然久据，侵淫于里，久而上越，过膝入腹，阳气不得安窟，乃始发病；或再加以上焦新感，则其发愈暴。"医者不知识此，误发汗，或吐或下，以致元气愈空，邪气愈盛，变证峰起。鉴于此，周学海认为治疗伤寒"起手必察下焦元气之虚实寒热。虚而寒者，是真阳不足，即所谓下虚也，温搜兼补之。虚而热者，是燥火也，温搜兼润化之。实而寒者，重温搜之。实而热者，是邪在外络而内藏瘀热也，温搜而兼清化之。药力达于病所，使邪从何道而入者，仍从何道而出。而上焦新感之风寒，即温搜之药，自能随带而解散之"。可谓深悟仲景之理，对伤寒伏气发病之病机、证治皆有深刻的认识。

对于伏气发病之因，周学海认为有触发和晚发之别。触发，多由久寒下伏，因新感风寒而触发，或因春月时阳上升而触发，还有因饮食劳倦而触发。新感风寒触发，其外证与伤寒相似而有所不同；时阳上升与饮食劳倦触发，其外证与冬温、春温相似而有所不同，必须详细辨证，施治不误，则刻期而愈。周学海所谓"晚发"即"缓发"，与"即病"及"触发"皆不同。并指出"晚发亦是伤寒正病"，多由"下焦伏寒，日久化湿，留连淫溢，以渐上行，故病之来势甚缓……不似触发者之暴急也"。周氏强调晚发"以病势之缓立名，非以发时之迟取义"，如"冬月伏寒，发于春夏"或"上月伏寒，发于下月"等皆属晚发。

（3）伤寒传变气化说

关于伤寒传变之说，周学海于《伤寒补例》卷下"伤寒论读法十四条"一篇中指出：伤寒传变须将"传"字活看，"病证变见何象，即为邪伤何经，如少阳主行津液，津液灼干，即少阳证；阳明主运渣滓，渣滓燥结，即阳明证"，告诫读者当谨察病证之机理，而不可含混曰：邪入少阳故尔，邪入阳明故尔。并直言辨伤寒传变"当在气化上推求，不得专在部位上拘泥"。

周学海论及寒热气化之真际，认为"六经传次，本不必依仲景篇次"。不可拘泥于前人"越经传""表里传"等传变次序，而应当根据三阳三阴之气化来分析病机，如"少阴主下焦之气化津液，津竭气散，即见少阴证，此从热化也；从寒化者，阳气不足而下泄，寒水淫溢而上逆""寒化热化，各视本体之阴阳虚实""六经乘虚而传，寒热随偏而化"，也指出伤寒传变"总是何脏受伤，即何经见证"的规律。

（4）合病并病与两感直中

周学海认为，"前人分别合病并病，语多牵强""须识合病并病之中，

有真假之不同"。对于邪气未及某经，而某经为之扰动者，其见证必有虚实
之不同。如"素胃寒者，一伤于寒，即口淡，即便滑；素阴虚者，一伤于
寒，热气内菀，即喘喝，即口渴"，可见未必是邪传阳明，或邪传太阴。由
是观之，当是"两阳同感，谓之合病；由此连彼，谓之并病"。周学海所言
合病、并病其义见长，具有一定的参考价值。

  周学海论及"两感"之义，明确提出两感有三，即有阴阳两感、脏腑
两感、寒温两感，并对三者之区别加以阐释。周学海认为，"阴阳两感"是
阴阳两经并感于寒毒，并指出《黄帝内经》所谓的两感，大意如此。阴阳
两经同时并感，固属两感，而故寒先伏于下焦，新寒复中于上焦，亦属于
阴阳两感。并且太阳少阴两病未必不兼见阳明太阴证，阳明太阴两病未必
不兼见少阳厥阴证，周氏将此项亦列阴阳两感项下，可谓机圆法活，独有
创意。所谓"脏腑两感"，周学海认为"外经与脏腑同感于寒毒，非传腑传
脏之谓也"。例如，脏腑两感者，或由饮食伤于肠胃，或由呼吸入于胸中，
外受风寒而合内寒上冲于肺，下侵于肾，于是恶寒发热、筋骨强痛，又有
咳嗽、呕吐、泄泻、腹痛之苦。急者温中发表并用，缓者先救其里，后攻
其表。"寒温两感者，寒温两毒相伏，非伤寒化温，温病转寒之谓也"。此
两感之说，是发挥《黄帝内经》本意，引申而来。如夏月伏暑，为秋凉所
遏，不得发越，入冬感寒而发病者，其证胸中烦热，两足如冰，入夜转热
如焚，烦躁不能安眠，此暑毒在血之故；又如冬月寒伏下焦，入春感于风
温而发病，其证初起上见喘粗，声如瓮中，渐见面目胕肿，神志昏迷，反
胃干呕。并指出当先治其温，后治其寒，与真寒假热、真热假寒的治法
不同。

  周学海还对两感与直中的异同加以阐释，认为二者皆因人体阳气之虚，
或邪气之甚而发生，并指出太阳少阴、阳明太阴皆有两感，而少阳厥阴两
感殊少。直中与两感不同者，两感是一阴一阳同病，其邪相等；直中是邪

甚于阴也，其阳断无不伤，但阴分之病，较两感为急。

周学海对合病并病、两感直中理论的认识，突破了前人所论述的含义范围，予以新的解释，且例举临证体会、治法进行论证，有理有据，可以说是对《黄帝内经》《伤寒论》理论的发挥和完善，在中医基础理论和临床实践中可予以借鉴。

（5）伤寒温病异同说

伤寒与温病皆为外感热病，两者既有联系又有区别。前人辨伤寒、温病，有温病从里、伤寒从表之说；有温病分三焦，伤寒分六经之说。周学海于此补充之，认为二者从发病类型上辨，则"温病发于伏气者，由口鼻吸受，伏于膈上膜原，侵淫三焦血分。其即病者，亦由口鼻散布肺胃，消灼津液，血分浊恶也。伤寒发于伏气者，由足胫浸受，伏于筋络骨节，侵淫肌膜气分。其即病者，乃由腠理布于上焦，闭遏阳气，气分搏激也"。从轻、重、死证别之，则"伤寒重证自下而上，温病重证自上而下。伤寒死证自上而下，温病死证自下而上。伤寒在下而不上，轻证也；在上而不下，轻之轻也。温病在上而不下，轻证也；在下而不上，轻重之间，未可知也"。从证候特点上区别，则"伤寒有初起即见寒死证，无初起即见热死证。其有热死者，日久失治也，否则先有温邪内伏也。温病有初起即见热死证，无初起即见寒死证。其有寒死者，日久失治也，否则先有寒邪下伏也"。从病理变化别之，则热传阳明，伤寒、温病始异终同；但寒传太阴，则两者迥异。

伤寒、温病的病因、病机、发病与症状各异，而其治疗大法南北方亦有所不同。北方大地之气化皆燥，人身呼吸腠理之间皆燥化，故其治宜兼滋血而舒筋；而南方天地之气化皆湿，人身呼吸腠理之间皆湿化，故其治宜兼清血而坚筋。又南人乍北，多患疟、痢；北人乍南，多患伤寒、温热。故疟、痢，并和血行气以化湿；伤寒，则宜温降而微清；温热，则宜先清而后温降。周学海对伤寒、温病南北方异治的论述，可谓对中医"异法方宜""因地制宜"理论的具体体现，对临床辨证具有一定的指导意义。

周学海还指出，伤寒、伏气变为温病，非寒能化温，而是病人本体气血多热，寒伏于下，阳气不得下通，三焦菀热，日积月盛，及至发病，主要表现为三焦热象，而不见下焦寒象等。

此外，周学海《伤寒补例》还论及多种伤寒杂病皆有之证，如水气凌心所致疫痢、嗫黄、隐黄、疟疾、脚气等；寒入命门所致无端暴喘等病证。《读医随笔》论及大量伤寒证治，如少阳三禁汗、吐、下之辨，桂枝汤治疗杂病发热汗出之证，仲景方当分发表温里、清气分无形虚热、攻血分有形实邪之法等。也辑录部分《金匮要略》病证，如血痹疟母合论、虚劳损及论、黄疸黑疸等，以及诸如石膏、桂枝、桔梗等药，大黄䗪虫丸、抵当汤、泻心汤等仲景方药证治分析，可供临床辨证施治参考应用。

3.《伤寒论》读书要领

周学海深研仲景方论，亦对读伤寒之要领提出个人见解，在《伤寒补例》及《读医随笔》中均有提及，对后学者具有一定指导意义。周学海提出《伤寒论》读法十四条，全面阐释了理解伤寒理论的要点所在，其中一些观点散在于前文理论创见部分。

周学海认为，读《伤寒论》，首先须辨伤寒为何等病。伤寒为四时皆有之病，春、夏、秋三时多夹温、夹湿、夹燥、夹风，惟冬时腠理固密，寒邪必先伤皮肤，以渐深入。仲景是专论冬时伤寒，即病于冬，"故谓三时伤寒治法不同则可，谓三时无伤寒则不可"。其次，须辨论中寒热二字为何等气。周学海认为，寒是天地间之邪气，热为人身之正气。正气为寒所束，不得宣发，郁结而成热，与寒邪是两气，非寒能化热也，与温热病伤于热邪者不同。寒邪既散，阳气伸则热解。第三，读《伤寒论》须知阙疑。周学海指出，"论中叙证，有极简者，有极繁者，有方证不合者，有上下文不贯者，一经设身处境，实在难以遵行，安知非错简、脱简耶"，故告诫读者不必枉费心机，以待将来之阅历，意在学习中逐渐领会，积久自能融会贯通。最后，周学海强调读《伤寒论》，当深入领会仲景原文，各注家之见不免穿凿附会，言似新奇，临证却不能见之行事，只当部分参考。

（三）汉唐时期医著校刊评注

《周氏医学丛书》中所载周学海所校刻医书丛书共十二种，分别为《神农本草经》三卷（孙氏问经堂本），缪仲醇《本草经疏》三十卷，王叔和《脉经》十卷，戴同甫《脉诀集解》二卷，滑伯仁《难经本义》二卷，华佗《中藏经》三卷（附方一卷），华佗《内照法》一卷，巢元方《诸病源候论》五十卷，朱丹溪《脉因证治》四卷，钱仲阳《小儿药证直诀》二卷（附方一卷），阎孝忠《小儿方论》一卷，董汲《癍疹方论》一卷。

周学海认为，此十二种医书"于药性脉理病证治法之道备矣。学者能于岐伯、仲景书外熟读此书而研究之，必有以异于流俗者"。因"原本皆非善刻，颇有讹脱，难臆断处"，故而将此十二种医书校刻甚精，收录于《周氏医学丛书》中。

1.《中藏经》与《内照法》

《中藏经》又名《华氏中藏经》，东汉·华佗（字元化）著。书分3卷（《宋书·艺文志》作一卷）。现存版本有明刻本、日刻本、清·孙星衍校刻本等。

《内照法》和《中藏经》的附录部分，东汉·华佗（字元化）著。现存有明刻本（残）、清刻本及《周氏医学丛书》本等。

周学海介于"仲景方论"等"古之圣于医者"之书籍散失，故"得孙氏平津馆本"及"坊本"后重新整理刊刻，并将"《内照法》附刻于后以别于孙本"。周学海于光绪辛卯年作序附于《中藏经》孙氏序后。周学海对于《内照法》一书的传世起着重要的作用。

　　周学海所校本书，遵于原书，不妄作修改，凡其有校勘或存疑之处，均在文中以小字添加按语。如《中藏经》卷上"人法于天地论第一"中，"按：阴慎慎，义难晓，恐误"。卷中"论诊杂病必死候第四十八"中，"按：孙本作左痛上痛，今依《脉经》改正后并同"；"按：孙本不病作下痛，无人字"。《内照法·五脏之病第一》中："按：《甲乙经》五脏六腑俞皆侠脊各一寸五分，相去三寸。此云二寸二分而脾肾俞又异，当别有据，或是三寸二分也。"

2.《神农本草经》

　　简称《本草经》或《本经》，是中国现存最早的药物学专著。原书早佚，现行本为后世从历代本草书中集辑的。本书最早著录于《隋书·经籍志》，载"神农本草，四卷，雷公集注"。《旧唐书·经籍志》《唐书·艺文志》均录"神农本草，三卷"。宋《通志·艺文略》录"神农本草，八卷，陶隐居集注"，明《国史经籍志》录"神农本草经，三卷"，《清史稿·艺文志》录"神农本草经，三卷"。历代有多种传本和注本，现存最早的辑本为明·卢复辑《神农本经》（1616 年），流传较广的是清·孙星衍、孙冯翼辑《神农本草经》（1799 年），以及清·顾观光辑《神农本草经》（1844 年）、日本森立之辑《神农本草经》（1854 年）。

　　周学海所用《神农本草经》底本，为魏·吴普等撰，清·孙星衍、孙冯翼辑本，并参考清·顾观光《神农本草经》辑本。周学海认为，"著本草者代有明哲矣，而求道者必推本于神农"，故在得"顾氏辑本"和"孙氏辑本"后，将二书"考核"后认为"孙氏之书比于顾氏详且博矣，其所引据于性味功用一无所发……孙氏之辑此书不可谓不勤者矣""学海虑古籍之湮也亟为刊布而叙其梗概，故舍顾而从孙者"，以孙氏辑本为底本，于光绪辛卯年作序附于《神农本草经》孙氏序后。周学海所录本书，遵于原书，不妄作修改，文中甚难见到其所加之注。

3.《脉经》

中医脉学著作，西晋·王叔和撰，是我国现存最早的脉学专著。现存版本主要有：元广勤书堂刻本、明刻本、清道光二十四年《守山阁丛书》本、清光绪十七年《周氏医学丛书》本、清光绪十九年杨守敬校勘本等。

周学海所刊刻之《脉经》十卷，"得之于京肆，为道光间嘉定黄氏刻本"。因黄氏"原刻绝不可得""叔和撰为此经历千数百年，迭更表章而不能大显于世……今日寰中几无存书……全书卷帙浩繁印行未广，兵燹以来存者益寡，夫博雅好古君子犹不尽能见之，市医之曹曹固无可识焉"。周学海对此忧心，故考辑古籍，"不敢妄为更改""颇加校正，凡注中案字以下所云并是"，于光绪十七年岁次辛卯"刻脉经序跋"于袁氏之后。

周学海所校本书，不妄作修改，凡其有校勘或存疑之处，均在文中以小字添加案语。如：卷一"平奇经八脉病第四"中，"案：袁校云：此家以下十七字疑衍，一本无。"卷四"辨三部九候脉证第一"中，"大"字后"案：此从泰定本，诸本作太"等。文中周氏参考版本有"泰定本""居敬本""袁校本"等诸多版本，可见周学海校勘古籍的勤勉和认真。

4.《诸病源候论》

隋·巢元方等撰，是我国现存的第一部论述病因和证候学专书。本书成于隋大业六年（610），全书共50卷。现存南宋版本（国内已失传，现存本为日本医家影写及抄本）、元刻本、明刻本和清刻本。《诸病源候论》的成书对后世中医学的发展产生了巨大而深远的影响，体现了中医学在病因、病机方面具有了系统的、全面的认识。

周学海认为，此书学术价值较高，"《诸病源候论》见传于世，今日而欲考隋唐以前明医之论，独有此书而已"，故"以家藏书本付梓，并取《外台秘要》及日本刻本校之。日本本讹脱极多，而两本互勘略已完善"，因"别无善本可据"，故"执卷而从之矣"，于光绪辛卯仲秋附序于原序之后。

（四）宋金元明清时期医著校刊评注

1.《小儿药证直诀》

北宋·钱乙撰，阎孝忠编。此书为重要的儿科专著，《四库全书总目提要》评曰："小儿经方千古罕见，自乙始别为专门。而其书亦为幼科之鼻祖。"可见，其书在儿科发展史中占有重要地位。该书由自刊行以来历代皆有整理翻刻，可见 8 卷本、3 卷本、丛书本。

周学海整理的《小儿药证直诀》分为 3 卷，上卷脉证治法，中卷记尝所治病二十三证，下卷诸方。书前载有《四库全书目录提要》及《钱仲阳传》，书后附有《阎氏小儿方论》和《董氏小儿斑疹备急方论》。

周学海先见清武英殿聚珍本《小儿药证直诀》，后于书肆中得康熙年间的仿宋刻本。周学海认为，此书至《薛氏医案》本已为薛氏所乱，不足引证。于是周学海将所获仿宋刻本与聚珍本进行了对比，发现仿宋刻本"其次第颇异"，而聚珍本中常有阎氏方论误入钱书的现象。故周氏参照仿宋刻本与聚珍本，对书中内容进行了整理、校订。周学海所据仿宋刻本卷中第 19 病案实为前面第 10 病案与卷上疮疹候"有大热者……不黑者慎勿下""身热烦渴……必著痂矣"两段文字拼凑而成。周学海保留此版本原貌，未据其他版本校改。

周学海在整理过程中，尤其重视药味和剂量的校订，若逢聚珍本和仿宋本不同之处，则于方后注明。同时对部分药味或剂量进行评注，每有新意。如五色丸服用方法中有"金银薄荷汤下"，周学海案语除注明"聚珍本金银下有花字"外，还指出"今人多以金银器煎汤下药，斯乃古义花字衍也。前凉惊丸方下亦有花字并衍"。再如仿宋本钩藤饮子中钩藤三分，麻黄等药一分，麝香一分。聚珍本麝香作一钱。据此周氏分析前述三分、一分当改"分"作"钱"。周学海于卷下之后增列《小儿药证直诀附方》，记录了聚珍本缺少的 26 个方子方名，及聚珍本有而仿宋本无的 20 个方子方名。

后者除可见于《阎氏小儿方论》的5个方子外，其余十五方内容皆详细录入书中。

2.《脉因证治》

又称《丹溪朱氏脉因证治二卷》，该书原称朱丹溪撰，由清·汤望久校辑。实为后人据《丹溪心法》《格致余论》等书编辑所成。主要版本有清乾隆四十年乙未（1775）合志堂刻本、日本抄本。《传世藏书》提要中记载：现存清乾隆四十年乙未（1775）合志堂刻本、清顺生堂刻本、清颐生堂刻本及翠琅玕馆丛书、芋园丛书、周氏医学丛书本和中国医学大成本等版本。

《周氏医学丛书》本未注明底本来源，书中内容分为四卷，目录附于各卷之首，书前载有乾隆乙未年吴趋缪序言。内容排版整齐，未出校注。与现存最早的合志堂刻本相较有多处不同：周氏本还魂汤"治卒死客忤死"，清乾隆合志堂本为"治卒死客忤气"。周学海本"十、伤暑"中"脉，脉虚身热"，合志堂本作"脉，虚则身热"。周学海本目录"劳极"，合志堂本作"劳热"。周学海本"十四、热因"有"为火独存"，合志堂本作"惟火独存"。周学海本"三十五、噎膈"中"食噎者，食无多少，胸中苦塞痛，不得喘息"，合志堂本作"胸中苦寒痛"。周学海本"四十七、疝瘕"中"或大劳则火起于筋，醉饱则火起于胃，房则火起于肾"，合志堂本作"房劳则火起于肾"。与上述不同之处中，周学海本的"劳极""胸中苦塞痛"似更符合文义。此外，合志堂本车水葫芦丸中牵牛、枳壳、乌药、白芷、当归"各一钱"，周学海本缺剂量。合志堂本尊重丸方论中有"病为涎饮所隔"，周学海本无。

3.《增辑难经本义》

《难经》补充完善《黄帝内经》之作，约成书于东汉。《难经》宋前注本多散佚，部分内容可见于明·王九思等集注《八十一难》。明清时期注书众多，周学海于《增辑难经本义》序中评说："王九思所辑，今读其词多繁拙而少所发明，至滑氏始能晓畅。徐氏虽好索瘢，犹可引人以读《内经》也。张天成氏、丁履中氏肤庸极矣！丁氏尤多臆说。今主滑氏《本义》，其诸家之议可互发者附之。"于是，周学海对元·滑寿所著的《难经本义》进行补注。今之学者对滑氏之作也评价颇高。

元·滑寿著《难经本义》现存最早的刊本为明万历十八年的蓝印本。周学海整理校注底本为万历二十九年《古今医统正脉全书》本。滑氏书前原附有图像，周氏于序中言："徐氏曰：诸家刊本简，首俱有图像，此起于宋之丁德用。亦不过依文造式，无所发明。惟三十二难论婚嫁、四十难论长生两说须按图为易见。然注自明备，亦可推测而晓。"故依徐氏之说删除。

周学海对《难经本义》的整理、补注特点有三：其一，补充、详释滑氏未尽言之处。如一难关于营卫二气昼夜循行五十周次的论述，周学海认为："滑氏直以行昼、行夜释之，虽觉斩截，而未见分晓。"以《黄帝内经》所论对滑氏观点详加解释。其二，引经据典，参证诸家观点。周学海在对《难经》评注中参阅了徐灵胎、丁德用、张世贤、吕广等诸家注释，尤其重视徐氏之说。常据《黄帝内经》《伤寒论》《脉书》医理对《难经》或各家注释进行评定，阐发己说。其三，周学海评注多有理有据，论证详尽，观点公允，常有新意。如在八难评注中，周学海引《黄帝内经》原文，批滑氏分谷气和原气为二之说。驳斥徐氏"未有生气已绝而寸口脉尚平"之说。并以"卒病脏器暴绝于内，未及变见于寸口"和"久病脏气隐己向绝，而寸口未败"之例论证《难经》所言之状。

明清时期，许多医家认为《难经》一书是为解释《黄帝内经》疑难问题所著，周学海突破传统观点，于序中论曰："夫《难经》非全书也，非因《内经》之难明，而有意诠释之也。古之习于《内经》者，心有所会，撮记旨要，以期无忘焉耳。故有直抒所见，不必出于《内经》者；有竟取经文为问答，绝不参以己说者。察其所言，皆《内经》之精髓，不易之定法，其于大义，已无不赅，而不必如《内经》之详且备也。"提出《难经》实为古之习于《黄帝内经》者对经中一些理论要旨的阐释或摘录。近现代学者通过对《黄帝内经》《难经》内容的比对，也提出《难经》并不是解释《黄帝内经》中疑难问题的著作，它与《黄帝内经》同为我国古代早期医学著作之一。疑系"扁鹊学派"体系，亦未可知。

4.《脉诀刊误》

脉学著作《脉诀刊误》，又名《脉诀刊误集解》，为元·戴起宗所撰。戴氏认为当时流传颇广的《脉诀》，虽通俗易懂，但不免有语意不明之处。遂据《脉经》等中医经典著作对其进行考辨、订正。明代，汪机得见朱升抄录之本，转抄之后予以补订，并将其所辑诸家脉书要语和其撰写的《矫世惑脉论》附于书后。

周学海在光绪辛卯年（1891）于《石山医案》中见到此书，认为戴氏所著《脉诀刊误》："或释或辨，委曲详尽，诚可宝贵。虽其所辨，不无过词，要亦执古太严，而于大义则无不赅洽矣。"世医多因《脉诀》词意浅薄，将其视为伪书而弃之不读。周学海却认为作者实乃故作此浅鄙之词，以补《脉经》词意深隐不便习读之弊端，戴氏之功可与叔和相较。并评论之后的《濒湖脉学》得以广行天下，是因医者"徒以其较《脉诀》更简而已矣。岂真有以见夫《脉诀》之非，而欲由《脉学》而上溯《脉经》耶。"学习脉学，若摈弃《脉诀》，犹如"讲《伤寒》者，其始犹知《伤寒百问》，至今日则但取陈修园时方妙用附录之"。于是，周学海对此书进行翻刻，望其得"风行海内，习医者果恍然于脉理有如是之精且详，而耻以李学自泪也。"

《周氏医学丛书》本分上、下两卷，书前依次载有周学海所题《新刻脉诀刊误序》、汪机所题《脉诀刊误序》、朱升题语及朱氏所藏的吴澄《脉诀刊误集解序》。书后附有汪机辑录的诸家脉书要语和《矫世惑脉论》各1卷。1986年，北京市中国书店出版社据《周氏医学丛书》本影印该书出版。

5.《神农本草经疏》

《神农本草经疏》简称《本草经疏》，由明·缪希雍编著。缪氏写成后因原稿遗散，初次刊刻于天启四年的《续神农本草经疏》仅存部分内容。后经缪氏重新整理校订，天启五年毛氏绿君亭重新刻印，全书30卷。

周学海于序中说："昔之医家药物皆其所自备，故习医者必先讲明于金石、草木、鸟兽、虫鱼之状类，与夫性味之猛驯、功用之补泻，以及收采之节、合和之宜，莫不毕贯，然后方立而药随之。其性气得自亲尝，而功效见之目睹。故虽其学有浅深，所得有精粗，未必尽臻于神妙，而其施之方药有实效著之简册者，大率其信而有征者也。"宋以前医家多注重对药物的研究，书中所载方药多为亲尝、亲试所得。自宋太医局开始，单独设立辨验药材之官，至此出现了医药分离之象。故"宋元以降，本草之书日增，而言多不可信者，亦其势使然也"。世间对缪氏之书评价也多有争议，说："《经疏》出而本草亡噫。"周学海认为，缪氏"阐精于此数十年而成经疏一书，独于前人之言能推阐而纠正之，可谓攻苦有志之士"。对其著作评论颇佳："缪氏之书本于《神农》、参以《别录》。以后诸家，取之不可谓不广，择之不可谓不慎。其为疏也，字疏句栉，贯串透彻，朴实详尽，不涉元渺，不为肤浮，而又考之成方以尽其变，附之简误以知其忌。持论允而条理明，后来注《本草》者盖莫能逾其范围矣。"

《周氏医学丛书》本，书前载有周学海《新刻本草经疏序》、缪希雍《自序》、《梓行本草经疏题辞》，共计30卷。周学海在该书的校刻过程中对原书的错讹、脱失之处多有校补。如：其一，补入脱失文字，畅通文意。如绿君亭刻本《续序例上》无"言温热者，盛夏之气以生，夏气散而长"，《周氏医学丛书》本补入。其二，订正文字，用词精准。如绿君亭刻本《论热因寒用》中"热因寒用，是药本热也，而反佐之以寒，则无据格之患"。《周氏医学丛书》本，改"据格"作"格据"，为佳。其三，纠正错讹，去伪求真。绿君亭刻本《论诸病惟虚与火为难治》中"阴不足，则阳必凑之，是谓阳虚阴盛"。《周氏医学丛书》本，改"阳虚阴盛"作"阳盛阴虚"。《周氏医学丛书》本校补之处多能畅达文意，可谓诸本中的佳本。

二、学术特色

（一）气血精神论

气血精神是构成人体和维持人体生命活动的基本物质，也是人体脏腑、经络、形体、官窍生理活动的物质基础，在人体生命活动中占有重要地位。故《灵枢·本脏》说："人之血气精神者，所以奉生而周于性命者也。"

周学海《读医随笔》中，对气血精神列专篇进行了阐发。如：卷一"证治总论"篇中专题发挥"气血精神论"，卷二上"气能生血血能藏气"，又重点论述了气血之间的关系。周学海将气血精神概括为三气、四精、五神，"医者，道之流也。道家以精、气、神，谓之三宝，不言血者，赅于精也。是故气有三：曰宗气也，荣气也，卫气也。精有四：曰精也，血也，津也，液也。神有五：曰神也，魂也，魄也，意与智也，志也，是五脏所藏也"。

1. 气有三，主于命门

在古代哲学中，气是指存在宇宙中的无形的运动不息的极细微物质，是构成宇宙万物的本原。中医学关于气的认识深受中国古代哲学的影响。中医学的气，是人体生命物质的重要组成部分，是指人体内生命力很强、运行不息的极细微物质，又是激发和调控人体生命活动的功能动力，又是感受和传递各种生命活动的信息。

周学海将散在《黄帝内经》各篇中有关气的论述汇集会通，概括气的总义为"气也，无形而有机者也，以其机之所动，有三焦之分出也"。气作为生命物质，其特性是"无形""运动"，其源出三焦。周学海将气分为三类：宗气、营气、卫气，而"三气互为体用，有两得而无两离者也"。引柯韵伯曰："水谷之精气，行于脉中者为营气；其悍气行于脉外者为卫气；大气之积于胸中而司呼吸者为宗气，是分后天运用之元气而为三也。"后天运用之元气分为宗气、营气、卫气比较符合"气一元论"的观点。

（1）气有三

根据气的来源、分布及功能等的不同，气可以分为三类：宗气、营气、卫气。

宗气又称"大气"，为人体的后天之气，来源为脾胃所运化的水谷精微及肺所吸入的自然界的清气。周学海引证《灵枢·五味》："谷入于胃，其精微者，先出于胃之两焦，以溉五脏，别出两行，营卫之道，其大气之转而不行者，积于胸中，命曰气海。"更加重视水谷精微对宗气生成的重要性。宗气积于胸中，称为"气海（上气海）"。宗气的功能，向上走息道以行呼吸，向内贯注于心肺之脉有助心行血之功，并向下经气街分布于下肢与人体运动相关。故周学海谓："宗气积于胸中，出于喉咙，以贯心肺，而行呼吸焉。""宗气留于海，其下者注于气街，其上者走于息道。""宗气者，营卫之所合也，出于肺，积于气海，行于气脉之中，动而以息往来者也。"人体的呼吸言语及肢体运动、筋力强弱都与宗气密切相关。

宗气有郁结病，有劳倦病。宗气"虚则短促少气，实则喘喝胀满"，甚至出现痿痹不用的病证。宗气之盛衰，候在虚里。虚里为胃之大络，贯膈络肺，出左乳下，其常则动而应脉。其变则其动应衣，为宗气外泄。

营气源于脾胃所运化的水谷精微，为水谷最为精粹柔和部分所化，是血液的重要组成部分。周学海引证《灵枢·营卫生会》原文，以此说明营气的来源和功能："营气者，泌其津液，注之于脉，化而为血，以荣四末，内注五脏六腑，以应刻数焉。""中焦受气，泌糟粕，蒸津液，化其精微，上注于肺脉，乃化而为血，以奉生身，莫贵于此，故独得行于经隧，命曰营气。"营气出于中焦脾胃，以濡脏腑、筋骨、肌肉、皮肤，充满运行于血脉之中。周学海发挥经旨，谓之"营气者，湿气也""凡经隧之所以滑利，发肤之所以充润者，营气之功用也"。说明营气有濡润、营养机体之功，血脉运行滑利之效。

营气有湿病、燥病。营气"虚则皱揭槁涩，实则淖泽癫肿，光浮于外"。并引《灵枢·寿夭刚柔》："营之生病也，寒热少气，血上下行。"

卫气本于命门，源于脾胃所运化的水谷精微，为水谷精微中之"悍气"所化，"卫气者，出其悍气之疾，先行于四末分肉皮肤之间，而不休者也"。其性慓疾滑利，运行于脉外，不受脉道的约束，外而皮肤肌腠，内而胸腹脏腑，布散全身，发挥其"温分肉，充皮肤，肥腠理，司开合"的作用。正常情况下，"卫气和则分肉解利，皮肤调柔腠理致密矣""卫气者，热气也。凡肌肉之所以能温，水谷之所以能化者，卫气之功用也"，强调了卫气对人身的温煦作用。

卫气有寒热病，卫气"虚则病寒，实则病热"。并引《灵枢·寿夭刚柔》："卫之生病也，气痛，时来时去，怫忾贲响，风寒客于肠胃之中，寒痹之为病也，留而不去，时痛而皮不仁。"

综上所述，三气的生理功能，"卫气者，热气也。凡肌肉之所以能温，水谷之所以能化者，卫气之功用也""营气者，湿气也。凡经隧之所以滑利，发肤之所以充润者，营气之功用也""宗气者，动气也。凡呼吸言语声音，以及肢体运动、筋力强弱者，宗气之功用也"。周学海对于卫气、宗气功用的认识，切于医理，堪称名句，故常为现代中医理论研究所引用。

（2）主于命门

"气之主，主于命门"，周学海此说源于《难经》。《难经》所论："气者，人之根本也。"有曰："脐下肾间动气者，人之生命也，十二经之根本也，故名曰原。三焦者，元气之别使也，主通行三气，经历于五脏六腑。"可为气主于命门之理论依据。

（3）三气病变

肉苛 《素问·逆调论》："人之肉苛者，虽近衣絮，犹尚苛也，是谓何疾？岐伯曰：荣气虚，卫气实也。荣气虚则不仁，卫气虚则不用，荣卫俱虚，则不仁且不用，肉如故也。"肉苛，是指肌肉顽木沉重，不知痛痒寒热的病证。常见于痿、痹、中风、麻木等病证。肉苛病机，周学海谓之"卫气不到则冷；荣气不到则枯；宗气不到则痿痹而不用……故肌肉枯槁缩瑟，而光彩不发"。

三气之并 周学海列举《素问·调经论》所云，以为"此数病者，是三气之并而相乱也"。包括气血以并，阴阳相倾，气乱于卫，血逆于经，血气离居，一实一虚。血并于阴，气并于阳，故为惊狂；血并于阳，气并于阴，乃为炅中；血并于上，气并于下，心烦惋，善怒；血并于下，气并于上，乱而善忘。气之所并为血虚，血之所并为气虚。血气相失，故为虚焉；血与气并，故为实焉。

三气之虚实相胜 《素问·调经论》之"阳虚生外寒、阴虚生内热""阳盛生外热""阴盛生内寒"，以及《素问·生气通天论》之"阴不胜其阳""阳不胜其阴"，周学海认为皆"三气之虚实相胜，所谓阴虚阳往，营竭卫降，即其事也"，其病因病机外感六淫，或劳倦内伤，厥气上逆，宗气、营气、卫气的失常，虚实相胜，导致阴阳失调而病生。

营卫不和 气行之乱，大率卫强营弱，营为卫扰，卫为营滞，营卫相干，而有漏汗、水肿、痰壅、血滞、出血、怒狂之变；营竭道涩，卫气内伐则不瞑；营盛肤湿，卫气久留则多卧等。从生理、病机方面以证气血精神为营卫所主宰，此为周学海之创见，亦有一定道理。

2. 精有四，主于肾

周学海论精，分类为四，"精之以精、血、津、液，列为四者"。何以四者皆赅于精？主要是依据精的概念，"精者，有形者也，有形则有质，以其质之所别，有四等之不同也"。四者特性皆"有形""有质"，故从属于精，但因其质各自不同，故判为四名。"四者各有功用，而体亦不同"。

（1）精有四

血 "血之质最重浊""血者，水谷之精微，得命门真火蒸化，以生长肌肉、皮毛者也"。

津 "津之质最轻清""津亦水谷所化，其浊者为血，清者为津，以润脏腑、肌肉、脉络，使气血得以周行通利而不滞者此也"。

液 "液者清而晶莹，浓而凝结，是重而不浊者也""液者，淖而极厚，不与气同奔逸者也，亦水谷所化，藏于骨节筋会之间，以利屈伸者"。

精 "精者合血与津液之精华，极清极浓，而又极灵者也，是神之宅也""精者，血之精微所成，生气之所根据也。生气者，卫气之根，即命门真火是也，精竭则生气绝矣。髓与脑，皆精之类也"。

精、血、津、液四者形质不同，故其生长、功用亦各自不同。精、血、津、液四者亦作为生命物质，为人体生命活动所必需。周学海认为，"四者之在人身也，血为最多，精为最重，而津之用为最大也"。

周学海指出，汗即津也，其与血，并非一物，但以气机相应。故三气为阳，而营为阳之阴，以气与津并与。四精为阴，而津为阴之阳，以津随气行。故精绝者，津耗也。故叶香岩《温热论》谓：养阴不在补血，而在生津。

（2）主于肾

"精之主，主于肾"，源于《黄帝内经》。《素问·上古天真论》云："肾者主水，受五脏六腑之精而藏之。"《素问·六节脏象论》云："肾者主蛰，封藏之本，精之处也。"肾藏精，人体之精源于先天而充养于后天，肾中所藏之精包括源于父母生殖之精的先天之精，是人体生命的原始物质；又包括源于水谷的后天之精。先后天之间存在着"先天生后天，后天养先天"的生理关系。先后天之精相互依存、相互促进、相互结合，共同构成了人体之精。在人体的生命过程中，先天之精要有后天之精的不断滋养才能发挥其促进生长和维持生殖的生理功能；后天之精也必须依赖先天之精的活力资助，才能源源不断地化生，另外五脏六腑之精充盛亦可藏于肾，使肾精充盛。人身之精主于肾，为历代名家所遵循之论，周学海对此又进行了反复的强调。

（3）精血津液病变

精、血、津、液易于亏耗，故其病变对于生命活动影响较大，"精竭则生气绝矣""凡气血中不可无此（津），无此则槁涩不行矣"。

《灵枢·决气》所论精脱、血脱、津脱、液脱为之例证，"精脱者，耳聋；气脱者，目不明；津脱者，腠理开，汗大泄；液脱者，骨属屈伸不利，色夭，脑髓消，胫酸，耳数鸣；血脱者，色白，夭然不泽，其脉空虚"。

汗出过多，亦可伤及精血津液。《素问·经脉别论》所谓："饮食饱甚，汗出于胃；惊而夺精，汗出于心；持重远行，汗出于肾；疾走恐惧，汗出于肝；摇体劳苦，汗出于脾。"周学海指出，此非汗出于脏，各因其脏气之动，鼓津以外出。

3. 神有五，主于心

周学海论神，据五脏所藏，为神、魂、魄、意与智、志。神的含义与精、气不同，主要贵在"有用"，即生命活动的体现，以体现作用不同，而分为五。神为生命活动之主宰，为五脏六腑之大主。"神者，无形无机而有用者也，以其用之所成，故推见五性之大本也"。

（1）五神

《素问·宣明五气》曰："心藏神，肺藏魄，肝藏魂，脾藏意，肾藏志。"《难经·三十四难》曰："脏者，人之神气所舍藏也。故肝藏魂，肺藏魄，心藏神，脾藏意与智，肾藏精与志也。"关于神、魂、魄、意、志，《灵枢·本神》谓："两精相搏谓之神；随神往来者谓之魂；并精而出入者谓之魄；所以任物者谓之心；心有所忆谓之意；意之所存谓之志；因志而存变谓之思；因思而远慕谓之虑；因虑而处物谓之智。"魂是人的意识活动；魄是与生俱来的感知觉和运动能力；意、志是人类特有的理智、理性等精神活动。心神统率魂、魄、意、志诸神，是精神活动的主宰，故张介宾说："心为五脏六腑之大主，而总统魂魄，兼赅意志。"

五神的物质基础为气血，藏之于五脏，而外应五志，故曰："五神者，血气之性也。喜、怒、思、忧、恐，本于天命，人而无此，谓之大痴，其性死矣。"

神欲静，静则神藏，静则养神。"神之病，其变不可测，而又最不易治，则其本末不可不知也"。神的正常与否在于五脏，五脏气血充盛则神藏，气血失调则神病。反之，神病亦可伤及五脏。

（2）五性

周学海称喜、怒、思、忧、恐为"五性"。根据《灵枢·本神》等篇章，分叙"五性之相制"，即悲胜怒，恐胜喜，怒胜思，喜胜忧，思胜恐；"五性之病机"，即怒则气上，喜则气缓，悲则气消，恐则气下，惊则气乱，思则气结；"五性之病之虚实"，即肝气虚则恐，实则怒；心气虚则悲，实则笑不休；以及五性之病因、病形与其死期，"心怵惕思虑则伤神，神伤则恐惧自失，破䐃脱肉，毛悴色夭，死于冬；脾忧愁不解则伤意，意伤则乱，四肢不举，毛悴色夭，死于春；肝悲哀动中则伤魂，魂伤则狂妄不精，不精则不敢正当人，阴缩而挛筋，两胁骨不举，毛悴色夭，死于秋；肺喜乐无极则伤魄，魄伤则狂，狂者意不存人，皮革焦，毛悴色夭，死于夏；肾盛怒不止则伤志，志伤则善忘其前言，腰脊不可以俯仰屈伸，毛悴色夭，死于长夏；恐惧而不解则伤精，精伤则骨酸痿厥，精时自下。故五脏主藏精者也，不可伤，伤则失守而阴虚，阴虚则无气而死矣"。

（3）主于心

"神之主，主于心"，源于《黄帝内经》。《素问·灵兰秘典论》等篇皆有论及。周学海在着重论心为神主的同时，亦称"脑又神之会也，故凡有思忆，则目上注"，颇为可取。然而，又谓神"复从于胆"，并引《素问·奇病论》："口苦者，病名曰胆瘅……此人者，数谋虑不决，故胆虚气上溢，而口为之苦矣。"以及"六节脏象论"凡十一脏皆取决于胆也，华佗谓"胆实热则精神不守"，从而证之"心胆神之主"，此说似觉牵强，不敢苟同。

（4）神的病变

情志过极导致气机失调　周学海引证《素问·痹论》"阴气者，静则神藏，躁则消亡"之论，以及《素问·生气通天论》所言"阳气者，静则养神，柔则养筋"，阐述"大抵神之充也，欲其调；神之调也，欲其静"。指出神的病变，总由神失宁静而致；大怒则形气绝，或暴怒伤阴，暴喜伤阳等，以致"厥气上行，满脉去形，生乃不固"，故"神之病，其变不可测，而又最不易治"。

五性七情过极，为神病的主要病因。怒则气上，喜则气缓，悲则气消，恐则气下，惊则气乱，思则气结，可为概括。

情志过极损伤五脏　周学海提出，"脾、肺、肾三脏，不言神病者，已具肝、心二脏之病之中，可推而知也"。明确神病多见于肝、心二脏，而脾、肺、肾三脏涵盖其中，并非不病。

五性七情内伤，损伤五脏。五脏之精气血为五性七情活动之基础，故怒伤肝，喜伤心，思伤脾，忧伤肺，恐伤肾，五性七情内伤可以损伤相应之脏；同时，情志内伤又具有复杂性和交织性，如愁忧恐惧则伤心，心怵惕思虑则伤神；脾忧愁不解则伤意；有所堕恐则伤肝，肝悲哀动中则伤魂；有所惊恐则伤肺，肺喜乐无极则伤魄；肾盛怒不止则伤志。

周学海又言"神病多征于梦"，如《灵枢·淫邪发梦》所言，可见其论细致周到。

周学海又据《黄帝内经》的论述，对治法提出见解。其云："经曰：死于秋、死于冬，则治之不当用秋、冬之剂可知矣；死于春、死于夏，则治之不得用春、夏之剂可知矣。秋、冬之剂者，寒燥敛降之剂也；春、夏之剂者，温热升散之剂也。"

4. 气能生血，血能藏气

周学海的论著，不仅遍阅中医经典及各家著作，而且参考了19世纪末叶西医学著述，如其云："所谓气生血者，即西医所谓化学中事也。"关于气血相关的论证，周学海指出："前贤谓：气能生血，血不能生气，固矣。然血虽不能生气，气必赖血以藏之。"在生理上，气能生血，生血之气为营气，其"发源于心，取资于脾胃，故曰心生血，脾统血。非心、脾之体，能生血、统血也，以其脏气之化力能如此也"，故营盛即血盛，营血相依为命，不可分离。又云："所谓血藏气者，气之性情彪悍滑疾，行而不止，散而不聚者也。若无以藏之，不竟行而竟散乎？惟血之质为气所恋，因以血为气之室，而相裹结不散矣。"指出藏于血中之气为卫气、宗气，其气具有"彪悍滑疾"之性，行而不止，散而不聚，且血之质为气所恋，血可与气相裹结而使之不竟行竟散，又血之所以维气，以其中有肝肾之敛性使然；"肝之味酸，肾之味咸，酸咸之性，皆属于敛。血之所以能维气者，以其中有肝肾之敛性在也。故曰：肝藏血，非肝之体能藏血也，以其性之敛故也。精由血化，藏气之力更强，故又必肾能纳气，而气始常定也。明乎此，则知气血相资之理，而所以治之者，思过半矣"。故血盈则藏气。

在病因病机方面，气虚之时，虽未见失血的症状，但可见面色淡白，"常见人之少气者，及因病伤气者，面色络色必淡，未尝有失血之症也，以其气力已怯，不能鼓化血汁耳！"故气虚则血少，营衰则血衰。血虚血脱之时，亦会见到气的病变，"人之暴脱血者，必元气浮动而暴喘；久脱血者，必阳气浮越而发热；病后血少者，时时欲喘欲呕，或稍劳动即兀兀欲呕，或身常发热"，其原因是"血不足以维其气，以致气不能安其宅也"，故血少则气散。这些病理变化与肝肾的关系最为密切，"此其权主乎肝肾"。在治疗中，"血虚者，当益其气；气暴者，尤当滋其血"，因"生血之气，荣气也。荣盛即血盛，荣衰即血衰，相依为命，不可离者也。藏于血之气，卫气也，宗气也。气亢则血耗，血少则气散，相辅而行，不可偏者也"。

气血精神相互关联，密不可分，故周学海论曰："大气者，精之御也。精者，神之宅也。神者，气与精之华也。"又论三气、四精、五神，"此十二者，尤必以营卫为之宰"。三气为阳，而营为阳之阴，以气与津并；四精为阴，而津为阴之阳，以津随气行。气中有津，气津不离。津液相成，神乃自生。神借津以养，又因气之盈亏，而神为之累。周学海的气血精神之论，可谓继往开来，传承创新。

（二）升降出入论

在中医学发展史上，有六经辨证、卫气营血辨证和三焦辨证。晚清医家周学海继承前人的学术思想，并结合自己的临床实践，提出了新的辨证体系——升降出入辨证论治体系。在他的代表作《读医随笔》中，分别从天地之气升降出入、人体之气升降出入、脉象变化升降出入、升降出入异常病机、调理气机升降出入治法等方面，阐述了升降出入辨证理论体系的形成，对中医理论和临床有着重大的意义。

升降出入是气机运动之最基本形式，天地之气、人身之气的运动莫不如此。升降出入理论出于《黄帝内经》，后世医家加以发扬光大。周学海《读医随笔》卷一"升降出入论"，将《素问·六微旨大论》关于升降出入的理论冠于篇首，接叙王冰之注、河间之说、东垣之论、吴瑭之辨等，则升降出入理论源流几乎阐发无余。周学海进一步概括其义为："升降出入者，天地之体用，万物之橐籥，百病之纲领，生死之枢机也。"可谓是对气机升降出入重要性的高度评价。继而，更举天地之气、人身之气、脉象、病机、治疗，一一条析。

1. 天地之气升降出入

周学海认为，"四时之气，春生、夏长、秋收、冬藏。其行也。如轮之转旋，至圆者也"，循环往复。而"斡旋之机妙"正在于气机升降出入。如春气自下而上，直行者，是冬气横敛已极，坚不可解，若径从横散，则与冬气骤逆矣。气不可逆也，故先从直行以活其机，而后继以夏之横散也。即冬气横敛已极，则先从春气自下而上之直行以活其机，继以夏之横散；夏气疏散已极，则先从秋气直降，继以冬之横敛。同时，"转旋之机不可骤""即如春日未尝无秋风，而春之后，决不可继以秋也；夏日未尝无冬风，而夏之后，决不可继以冬也"。如此，才能维持大自然之四时阴阳更替、生态协调平衡。

四时八节所属之气的升降出入也有其方位。如吴鞠通《温病条辨·风论》："风之体不一，而风之用亦殊。春风自下而上，夏风横行空中，秋风自上而下，冬风刮地而行。其方位也，则有四正、四隅，此方位之合于四时八节也。"

天地之气升降出入的规律包括：升已而降，降已而升，升中有降，降中有升，出入寓于升降之中，升降寓于出入之内，出入中复有出入。"升者未尝不可以直降，降者未尝不可以直升；横行未极，则散者未尝不可以横敛，敛者未尝不可以横散"（《读医随笔·升降出入论》）。

2. 人体之气升降出入

（1）玄府为人体升降出入的道路门户

周学海引证刘河间关于人体升降出入的门户为"玄府"的论述，从《黄帝内经》玄府为汗孔，又称气门、鬼门、腠理，为泄汗泄气之孔窍与门户、气液之隧道纹理的"玄微之府"，进一步拓展为全身气机"出入升降道路门户"。其云："然玄府者，无物不有，人之脏腑、皮毛、肌肉、筋膜、骨髓、爪牙，至于万物，悉皆有之，乃出入升降道路门户也。""故知人之眼、耳、鼻、舌、身、意、神、识，能为用者，皆由升降出入之通利也。"

玄府异常变化，则闭塞不用，升降出入失常，认为"目无所见，耳无所闻，鼻不闻香，舌不知味，筋痿、骨痹、爪退、齿腐、毛发堕落、皮肤不仁、肠胃不能渗泄者，悉由热气怫郁，玄府闭塞，而致津液、血脉、荣卫、清浊之气不能升降出入故也"。

（2）五脏六腑的气机升降出入

关于五脏六腑的气机升降出入，周学海对各家之说，如肝气升、心气浮、肺气降、肾气藏；或曰左升右降，脾胃中气为之枢纽，加以评论。其云："止论升降，不论出入，是已得一而遗一，况必以升降分属左右，则尤难通之义也。左右俱有阴阳，俱有升降。"此外，还补充完善脏腑气机升降出入理论。指出："气之开合，必有其枢。无升降则无以为出入，无出入则无以为升降，升降出入，互为其枢者也。"《素问·阴阳应象大论》曰："浊气在上，则生䐜胀；清气在下，则生飧泄。"周学海认为，脏腑的生理功能是升其清阳，降其浊阴，摄入所需，排出所弃，故升降出入运动是脏腑的特性。呼吸"无一瞬或停者"，为气机升降出入运动使然；饮食水谷"常出三而入一，故谷不入，半日则气衰，一日则气少矣"，是为出入之数；"阳在外，阴之使也；阴在内，阳之守也"等《黄帝内经》所言，乃出入之机。

（3）人体之气顺应天地之气的升降出入

周学海认为，"圣人必顺四时，以调其神气也"。人与天地相参相应，人体之气必须应四时之气的升降出入，以调神气。人体之气顺应四时之气，即升降浮沉之至理也。因此，医者立法方药"且如升阳或散发之剂，是助春夏之阳气令其上升，乃泻秋冬收藏殒杀寒凉之气。天地之气，以升降浮沉，乃生四时。如治病，不可逆之。故顺天者昌，逆天者亡。夫人之身，亦有四时天地之气，不可只认在外，人亦体同天地也"。即经谓：升降浮沉则顺之，寒热温凉则逆之。又如李东垣所言，圣人治病，必本四时升降浮沉之理，权变之宜，必先岁气，无伐天和。仲景谓阳盛阴虚，下之则愈，汗之则死；阴盛阳虚，汗之则愈，下之则死。

（4）脉象变化升降出入

气机升降出入表现于脉象，以三部九候论，三部寸关尺，"以候形段之上下，以直言之也"。以人迎气口论，气口候阴主中，人迎候阳主外。以脉法论"左寸心、关肝、尺肾，右寸肺、关脾、尺命，亦言直也；三菽肺，六菽心，九菽脾，十二菽肝，按至骨肾，亦言横也。升降出入，虽分横直，统归于阴阳之嘘吸而已"。气机升降出入正常，则脉象以应四时有弦、钩、毛、石而从容和缓之动；从三部九候、人迎气口及各部所主脏腑可诊而知之，知常达变。

以病论脉，病在上则见于寸，病在下则见于尺，病在里则见于沉，病在表则见于浮。里寒表热，则沉紧浮缓；里热表寒，则沉缓浮紧。上虚下实，则寸小尺大；上实下虚，则寸强尺弱。扁鹊所谓"阳脉下坠，阴脉上争，会气闭而不通，阴上而阳内行，下内鼓而不起，上外绝而不为使，上有绝阳之络，下有破阴之纽"之脉乱，《难经》所谓"至脉从下上，损脉从上下"之损至之脉等，皆为气机升降出入异常，而脉象为之有变的表现，在诊断疾病、辨别证候时具有重要的应用价值。

3. 升降出入异常病机

由气机升降出入异常导致人体各种病理变化，称"气机失调"。气机失调，可归纳为气机郁滞、气逆、气陷、气闭、气脱等方面。气机升降出入运动流通郁结不畅为气机郁滞；气应下而反上或气应上而反下之升降异常为气逆或气陷；气应外达而反内闭，或气应内守而反外脱之出入异常，为气闭或气脱。

无论外感六淫还是内伤七情，都是由病邪影响了人体气的升降出入（气机），进而影响脏腑功能而发病的。周学海认为，外感与内伤对气机的影响不尽相同。周学海论曰："其在病机，则内伤之病，多病于升降，以升降主里也；外感之病，多病于出入，以出入主外也。伤寒分六经，以表里言；温病分三焦，以高下言，温病从里发故也。升降之病极，则亦累及出入矣；出入之病极，则亦累及升降矣。故饮食之伤，亦发寒热；风寒之感，亦形喘喝。此病机之大略也。"

周学海认为，气的升降出入是相互影响的。因此，虽然外感与内伤对人身气机升降出入影响不同，但二者也是互相影响的。从综合病机概括，推及具体病证病机，如偏枯，"是横病，不是直病""横气不能左右相通"，故发为半身不遂，汗出偏沮之病。而痿证是"直气不能上下相济"，故发于下肢痿弱不用之病。虚劳为"真气不能布于周身""阴气先伤，则吸力先微，内不能至肾，至肝而还，而有骨痿之事矣；若阳气先伤，则呼力先微，外不能至肺，至心而还，而有皮聚毛悴之事矣"。此外，喘咳、尸厥、劳瘵、积聚、痛疝、麻木、疼痛等，皆由气机阻滞结塞所致。正如《素问·举痛论》所曰："百病生于气也。""怒则气上，喜则气缓，悲则气消，恐则气下，寒则气收，炅则气泄，惊则气乱，劳则气耗，思则气结。"外感六淫、内伤七情、饮食劳逸诸因素皆可引起气机失调，气机失调则发为各种病证。

4. 调理气机升降出入治法

（1）调理气机升降出入纲领

周学海认为，调理气机之治法，应首先着重"必明于天地四时之气，旋转之机，至圆之用，而后可应于无穷"。指出调理气机升降出入之法，为"气之亢于上者，抑而降之；陷于下者，升而举之；散于外者，敛而固之；结于内者，疏而散之"。又应辨别病情深浅轻重，则不可以径行，若直升、直降、直敛、直收，多致败事；当曲而治之，为治法之要妙。

周学海把影响到气机的病证，分为气亢于上（升太过、降不及）、气陷于下（降太过、升不及）、气郁于内（入太过、出不及）、气散于外（出太过、入不及）四大类，又以虚实为纲分为八个证候类型，并制定了相应的治则治法，间有一两个证候为代表，如此大致形成了一个辨证论治的雏形。例如，审气逆之有余不足，有余则先疏而散之，后清而降之；不足则先敛而固之，后重而镇之。审气陷之有余不足，有余则先疏而散之，后开而提之；不足则先敛而固之，后兜而托之。气郁于内，有余则攻其实而汗自通，可先用承气，后用桂枝；不足则升其阳而表自退，可用升麻、柴胡益气升阳之类。气散于外，有余之自汗由肠胃之实所致者，当下其实而阳气内收；不足之自汗由脾肺之亏而表虚所致者，当宣其阳而卫气外固。

（2）调理气机升降出入注意事项

周学海认为，医生必须明于升降出入之机，以协调平衡为要，矫枉过正，则变生他病。

升降出入之治法"用之不可太过"，升发太过，不但下气虚，而里气亦不固，气喘者将有汗脱之虞；降逆太过，不但上气陷，而表气亦不充，下利者每有恶寒之证；收敛太过，不但里气郁，而下气亦不能上朝；疏散太过，不但表气疏，而上气亦不能下济。

升降出入之治法又当"先求邪气之来路，而后开邪气之去路"。病在升降，举之、抑之；病在出入，疏之、固之；或病在升降而斡旋于出入，或病在出入而斡旋于升降。在上禁过汗，在内慎攻下，此外顺阴阳盈虚消长之理。

（3）调理气机升降出入常用中药

周学海总结出升降出入之治法的常用中药，如"升、柴、参、芪，气之直升者也；硝、黄、枳、朴，气之直降者也；五味、山萸、金樱、覆盆，气之内敛者也；麻黄、桂枝、荆芥、防风，气之外散者也"。

综上所述，升降出入分言之，为出入，为升降；合言之，总不外乎一气而已矣。周学海"观东垣《脾胃论》浮沉补泻图，以卯酉为道路，而归重于苍天之气。考其所订诸方，用升、柴、苓、泽等法，实即发源于长沙论中葛根、柴胡、五苓之意，引而伸之，所谓升之九天之上，降之九地之下。虽内伤、外感殊科，而于气之升降出入，则无以异耳"！

（三）承制生化论

承制生化论是五行学说的核心内容，广泛应用于说明人体生理、病因、病机、诊断、治疗等诸多方面。周学海《读医随笔·承制生化论》中阐述了这一理论，说理明确，在继承前人论述的基础上颇有发挥。

1. 承制生化为万物和谐的内在机制

承制生化论，源于《素问·六微旨大论》所云："相火之下，水气承之；水位之下，土气承之；土位之下，风气承之；风位之下，金气承之；金位之下，火气承之；君火之下，阴精承之。亢则害，承乃制，制则生化。"

（1）承制是万物内部所存在的固有规律

周学海认为，"所谓承者，非从其外而附之，乃具其中而存之者也""制也者，万物之所以成始而成终也"。承制是万物内部所存在的固有的规律，由此以有生化、有始终。"天地一倾轧之宇也，阴阳一摩荡之气也，五行一倚伏之数也，万物一推移之象也，四时一更代之纪也。此之谓日新，此之谓不息""且夫五行之相生相制也，万物由此而成，万法由此而出"。并强调"承者，隐制于未然，斯不待其亢而害，消于不觉矣""其制也，非制与既亢之后也"。承与制密切相关，承隐制中，制在承内。例如，"火承以水，则火自有所涵而不越；水承以土，则水自有所防而不滥；土承以木，则土自有所动而不郁；木承以金，则木自有所裁而不横；金承以火，则金有所成而不顽"。

（2）承制是万物之间平衡的调节机制

承制相克能有效地防止事物过于亢盛而为害，其结果是有利于生化。"至于制之云者，世皆以为抑其生之过，而不知制者，正以助其生之机也。木得金制，则不致横溢而力专于火矣；火得水制，则不致涣散而精聚于土矣。此言生也"，则有利于万物之生，为制中有生。"木亢不成火，以其湿也，得金制之，则木燥而火成；火亢不成土，以其燥也，得水制之，则火湿而土成，此言化也"，则有益于万物之化，为制中有化，制中有生，五行之间相互生化，相互制约，通过这种固有的内在联系和自我调节机制，维持了五行系统自身的协调与稳定，并为"诸乾坤阖门辟阴阳不测之妙"。如果事物间失去了承制关系，也就无所谓生化，那么事物也就无法发展下去而终现灭亡，"不制则不生，不胜则不复，而天地之机息矣，人物之类灭矣"。

2. 承制生化理论应用于运气胜复

（1）承制生化论言万物之常与人体之常

"世间无物不本于五行也。天地之气，有常有变。风，其性升，其体寒，其用温，其化燥；寒，其性敛，其体湿，其用寒，其化风；暑，湿热之合也，生于郁，体用俱同湿热，其化风燥；湿，其性重，其体热，其用湿，其化寒；燥，其性降，其体风，其用燥，其化火；火，其性散，其体燥，其用热，其化湿。此顺化也，亦曰传化。更有对化，即湿极化燥、寒极化热是也。对化有虚有实。传化是气机更代之常，对化是气机愤激之变，故必极而后化也。又有兼化，亦虚化之类也。又有合化，如风合热而化燥，寒合湿而化热，亦实化之类也。五行之气，金木皆有燥，水土皆有湿，但金燥而敛，风燥而散，土湿而热，水湿而寒，火则能燥能湿，其燥者木亢而水不交也，其湿者土郁而木畅也。故火得风而焰长，以器掩之，而器即润矣。此五行生化之性情也。四时更代，成功者退，一盛一衰，互相牵制，不独天地之气然也"。

周学海运用承制生化理论说明五脏与运气之间的关系。其云："肝主东方风木，其体温润，是土气也。木克土，即为土所供奉也。其性疏泄，是木之正气也。其用燥，凡湿得风则干，是金气也。金克木，木含金气即为金所制伏，不使疏泄太过也。心主南方火热，其体干燥，凡物必干燥始能着火，又物得火则坚，是金气也。火克金，即为金所供奉也。其性大热，是火之正气也。其用蒸，凡物为火所逼则潮，是水气也。水克火，火含水气即为水所制伏，不使炎热太过也。脾主中央湿土，其体淖泽，是水气也。土克水，水为土之奴，当供奉夫土者也。其性镇静，是土之正气也。静则易郁，必借木气以疏之，土为万物所归，四气具备，而求助于水与木者尤亟。何者？土不可燥，亦不可郁，故脾之用主于动，是木气也。肺主西方燥金，其体劲洁，是木气也。其性清肃，是金之正气也。其用酷烈，酷暑烈火，火使人畏，金亦使人畏，是金中有火神也。火有光明，金亦有光明者也。肾主北方寒水，其体流动，是火气也。其性沉下，是水之正气也。其用温润，是土气也。由是观之，五行之中，各有五行，不待外求，而本体自足。此天地相生相成，自然之数，当然之常也。"

（2）承制生化之变则为万物之害与人体之病

周学海指出，万物都具备五行之气，但有常有变，变则胜者亢，不胜者害。"天下无一物不备五行，四时无一刻不备五行之气，但有多寡之数，盛衰之宜。一或营运有差，则胜者亢，而不胜者害矣"。可见承制生化之变则为万物之害、人体之病。这种亢害之变，可亢害他者，亦可亢害于自身。如"亢之害也，木亢则土害，土害则水肆而火熄，土愈失发生之源矣；火亢则金害，金害则木横而土微，金愈乏资生之本矣。土、金、水仿此。此亢之害，害乃于他者也。亦有亢之害，害反及于身者"。

五行胜复，源于《素问》七篇大论的运气学说。周学海言胜复："所谓胜者，亢之害也；所谓复者，承之制也"。胜复发生的原因，是一行有余或一行不足。如"气有余，则制己所胜，而侮所不胜；其不及，则己所不胜，侮而乘之，己所胜，轻而侮之。侮反受邪，侮而受邪，寡于畏也。此胜复之大数也"。

胜之机，依据五行同类而过则相胜、五行相克之所不胜一行胜其所胜一行。如"风伤肝，燥胜风；热伤气，寒胜热；湿伤肉，风胜湿；燥伤皮毛，热胜燥；寒伤血，湿胜寒。此胜之气也。又曰：风胜则动，热胜则肿，燥胜则干，寒胜则浮，湿胜则濡泻，甚则水闭肿。此胜之证也"。复之机则为"有余而往，不足随之；不足而往，有余随之"。胜复之大数为"侮反受邪，侮而受邪"，即相乘相侮恃强凌弱为胜，而递相承制克其偏亢为复。

周学海言五脏胜复之气为病，以肝为例，引证宋·史堪（字载之）所论："如木之受病，本于肺金所制，则不过肺气有余，凌犯于肝，生眼昏、痒、耳无所闻、胸痛、体重诸病耳！若乃木化之盛，肝气妄行，大伤于脾，则金必相救，邪反伤肝，能使人体重、烦冤、胸痛引背、两胁满痛引少腹……载之之论如此。"

五脏胜复之气为病，有轻重之分，"胜之为病轻，复之为病重；胜则所不胜者，顺受其克，复加报怨仇焉，此不可不知也"。复之病所以重者，是由于"复之气以积久而力浓，胜之气以发泄而无余也""所谓胜至，报气屈伏而未发也，胜至而复，复已而胜，无常数也"。在治疗的时候需要注意，"谓治胜气者，宜预安其屈伏，无令复气之反侮也"。

周学海将承制生化理论应用于运气胜复并与治法相结合，兹以甘温除热为例进行说明。"即如甘温除大热一事，岂真大热而可用甘温耶？是必虚热也。夫所谓虚者，何也？气虚则心寒，寒非热也；血虚则必燥，燥为次寒，亦非热也。其热何也？是亢极而见胜己之化也。燥为金气，热为火气，寒为水气。燥之化热，是化其所不胜，以火克金，即经之所谓承也；寒之化热，是化其所胜，火反侮水，即仲景之所谓横，是阴阳二气之对化也。虚热生于寒，燥热由虚生。虚、热二字，当折看，不当连读。惟其虚也，燥也，故以甘润燥，以温煦寒。虚燥去而热自除，是真火蒸腾，而物转润矣。故不知者以为大热，其知者以为寒燥；不知者以为甘温除大热，其知者以为甘温除寒燥；不知者以为反治，其知者以为正治"。

3.承制生化理论应用于辨证论治

周学海将承制生化论广泛运用说明病机、辨证、治法、遣方用药上，相互之间融会贯通指导临床。诚如"明斯义也，其于病气胜复倚伏之机，治法气味合和之道，豁然贯通矣乎！谨采先哲之名谈，一得之管见，有关于运气之旨，病机之变，治法之要者，条列于下，以备观览焉"。

（1）亢害承制理论应用于说明病机

承制之实言其常，"实者能生能化"；承制之虚言其变，"虚者不能生化"。周学海宗刘河间《素问玄机原病式》之旨，论及承制之虚，即"所谓五行之理过极，则胜己者反来制之"。例如，火热过极，反兼于水化，犹疮疡属火，而反腐出脓水；谷果肉菜，热极则腐烂，溃为污水之类。病机理论又有顺化（传化）、对化，"必极而后化"；亦有兼化（虚化）、合化（实化）等，皆与五行承制生化密切相关。深究其理，对辨证施治具有重要的指导意义。

周学海言五脏性情之承制生化，秉承于《黄帝内经》情志过极损伤相应之脏理论，首先论及情志所伤，再论五脏性情之承制生化之病变。言"怒伤肝，悲胜怒；喜伤心，恐胜喜；思伤脾，怒胜思；悲伤肺，喜胜悲；恐伤肾，思胜恐"。提出"又胆为中正之官，谋虑久不决则伤胆也；肝为将军之官，郁怒不得发则伤肝也。恐惧不止，注而为思；思虑不得，激而为怒；盛怒不止，郁而为悲，喜无节，则易恐；悲太过，则易喜。此五脏性情之承制生化也"。

周学海以肝脾相传为例，说明五脏之间亢害承制相传的病机特点。"如肝邪实，则肝之正气不能生火，而土之化源已虚。肝邪来逼，略无救援，既经传脾，肝脾合气，邪力愈大，正气愈微，势如破竹。初或数日而传一脏，继则一日而传一脏，或一日而传数脏矣。当其初传，化源已绝，用药补泻，皆穷于无可施，故曰其势凶而急也。何也？所谓邪实者，以其得母气之生助也。肝夹水邪而克土，则火不能生；脾夹火邪以克水，则金不能助故也。是同一相乘相克，而其吉凶缓急，如是悬隔，临诊决病，视人生死，其可不尽心乎？故越人、仲景论治未病，皆曰见肝之病，必先实脾，是当其未传而急防之也。急防云者，抑木之亢，扶土之衰，仍资火气，以导木之去路，培土之来源。其法攻补兼施，辗转斡旋，如隔二隔三，泻南补北，良工心苦，正为此耳"！

（2）承制生化理论应用于辨证

周学海将承制生化论应用于辨证，有如脉诊，六气之至，脉象应气而动。"厥阴之至，其脉弦；少阴之至，其脉钩；太阴之至，其脉沉；少阳之至，大而浮；阳明之至，短而涩；太阳之至，大而长"。六气太过不及，则脉象随之而变。"其至也，或太过，或不及，更有涩极似滑，弦极似缓，虚寒似热，大热似寒，病内寒而脉中空，邪外充而脉内陷"。一般规律在于，"脉从病反者，脉至而从，按之不鼓，诸阳皆然；诸阴之反者，脉至而从，按之鼓甚而盛也"。以脉象作为辨证依据之一，则治则治法有据，遣方用药方能正确。

（3）承制生化论应用于治疗

承制生化论应用于治病，临证自能灵活运用，随机应变。故"于承制之实，必能安其屈状，而始有防危之功；于承制之虚，必能查其本原，而后为见真之智也。且夫五行之相生相制也，万物由此而成，万法由此而出"。例如"桃为肺之果，核主利肝血；杏为心之果，核主利肺气，皆制化之理然也"。故曰："盖天地所生之万物，咸感五运六气之生化，明乎阴阳生克之理，则凡物之性，皆可用之而生化于五脏六腑之气矣。"治病应用此理，以调节阴阳五行协调平衡。火性炎上，当以水制，可用"似得寒水正化"之大黄，又可用润下药物。

周学海论治病之法，多处以承制生化论加以阐述。"如太阳寒水之胜而克火矣，治之者，必以甘温土性之药制水，以苦温火性之药扶火是矣。然水之亢者，不可徒制也，必有以顺其性而导之，故复以酸温木性之药，开水气滋生之路，即以培火气发生之源也，佐以所利，资以所生，法至密矣。而未已也，如此治之，则水必退，火必进，水衰火锐，土气又将上僭矣。故仍以咸寒水性之药小佐其间，合酸温木性以并力制土，此所以安其屈伏，无使胜复之相寻无已也"。

五胜五郁之治法本于承制生化论。周学海根据《素问·至真要大论》说明五行相制之理。"木得金而伐，火得水而灭，土得木而达，金得火而缺，水得土而绝。此五行之相制也"。根据五郁治法之纲要："木郁达之，火郁发之，土郁夺之，金郁泄之，水郁折之。"提出五胜、五郁之治法，"折其郁气，资其化源，无翼其胜，无赞其复。迎而夺之，恶得无虚；随而济之，恶得无实。又曰：佐以所利，资以所生，是谓得气。此五胜、五郁之治法也"。五行胜复理论应用于五胜、五郁之治法，原则是"先用泻者，制其胜也；后用补者，安其复也"。故木位之主，其泻以酸，其补以辛，而厥阴遂先酸后辛矣；火位之主，其泻以甘，其补以咸，而少阴、少阳遂先甘后咸矣。土、金、水仿此。

药物气味之用本于承制生化论。"又如气味之用，互用生化。经曰：服寒而反热，服热而反寒者，不治五味属也。五味入胃，各归其所喜攻，酸先入肝，苦先入心，甘先入脾，辛先入肺，咸先入肾。久服增气，物化之常也。气增而久，夭之由也。盖以自来用药者，只求其气，不求其味。但取气寒以治热，而不知寒之苦者入心化火也；但取气热以治寒，而不知热之咸者入肾化水也。味久则化气者，经曰：味归形，形归气。又曰：五味入口，藏于肠胃，味有所藏，以养五气。故五味久服，即增气也。味阴气阳，阳动而散，阴静而留，留则久积力浓，与脏气协议而化，用药者当知防微矣"。

制方之法本于承制生化论。周学海言制方之法必本于五行承制生化之理，以柯韵伯论四神丸方义为例证。四神丸治疗脾肾阳虚之五更泻，其病机为"鸡鸣至平旦，天之阴，阴中之阳也。阳气当至不至，虚邪得以留而不去，故作泻于黎明""其由有四：一为脾虚不能制水；一为肾虚不能行水。故二神丸君补骨脂之辛燥者，入肾以制水；佐肉豆蔻之辛温者，入脾以暖土；丸以枣肉，又辛甘发散为阳也。一为命门火衰，不能生土；一为少阳气虚，无以发陈。故五味子散。君五味子之酸温，以收坎宫耗散之火，少火生气，以培土也；佐吴茱萸之辛温，以顺肝木欲散之势，为水气开滋生之路，以奉春生也。此四者，病因虽异，而见症则同，皆水亢为害。二神丸是承制之剂，五味散是化生之剂也。二方理不同而用则同，故可互用以助效，亦可合用以建功。合为四神丸，是制生之剂也，制生则化，久泄自瘳矣"。

药物又有气味之用，互有生化。例如，取气寒以治热，而不知寒之苦者入心化火；取气热以治寒，而不知热之咸者入肾化水等，故"用其味者，必审其气；用其气者，必防其味"。制方应用必须遵循承制生化规律，方能取得事半功倍的治疗效果。

承制生化理论如此重要，故周学海谆谆教诲曰："业医者，必讲求亢害承制生化六字，而善用之，于是每遇一病，可以逆而制之，亦可顺而导之，调其气使之平，而生化之常复矣。"又云："明斯义也，其于病气胜复倚伏之机，治法气味合和之道，豁然贯通矣乎！"

（四）形气阴阳论

1. 三阴三阳

三阴三阳，来自阴阳三分法，是将一阴分为三阴：太阴、少阴、厥阴；一阳分为三阳：阳明、太阳、少阳。主要用以标示经脉的阴阳属性和阐释伤寒病的六经辨证体系。

《伤寒论》的理论核心在于六经辨证。对于三阴、三阳之名义，前人注解众说不一。周学海在《伤寒补例》"三阳三阴分经名义""伤寒论读法十四条"等篇中指出，阳明之义"有体之阴阳，有性之阴阳，有气之阴阳，有象之阴阳，有数之阴阳，有部位之阴阳，有功用之阴阳，有角立之阴阳，有相生之阴阳，有交交杂错之阴阳"，即"凡属对待之象，皆可命以阴阳"，万象可通于一义，而不能拘于一义。三阴三阳名义亦是如此：若以经络、脏腑而论，则"经络之三阴、三阳，以其所行之部分表里言之""脏腑之阴阳，以其脏腑之本气刚柔清浊言之"。若以气血清浊而论，则三阳经之气血，亦运行于三阴；三阴经之气血，亦运行于三阳，故"气血之阴阳，当各从脏腑之本体求之，与分经之阴阳，两不相涉"。此外，还有以六气或脉象等释三阴三阳者，皆颇牵强附会，不可取之。

周学海论及三阴三阳本义起于分野。《伤寒补例·三阴三阳分经名义》开篇明言："经也者，分野之谓也，犹孟子所谓经界，在人身谓之部位，无专物而命物者也。部位既定，于是筋与脉之行于太阳、少阴之部者，命曰太阳之筋，太阳之脉；少阴之筋，少阴之脉。行于阳明、太阴之部者，命曰阳明之筋，阳明之脉；太阴之筋、太阴之脉。行于少阳、厥阴之部者，命曰少阳之筋，少阳之脉；厥阴之筋，厥阴之脉。故《灵枢》经脉、经筋两篇，并冠以经者，以筋之与脉，皆分经而行，非筋脉之外，别有所为经也。大者为经，支者为络。以脉之大者，各据专部，故得独被以经之名，非以经络相对，屹然二物也。"可见在人体分野与部位意义相近。《读医随笔》卷二"三阴三阳名义一"指出："人身三阴三阳之名，因部位之分列而定名。"《伤寒补例·伤寒论读法十四条》云："须知三阴三阳，只是经络表里之雅名。"以上论述，明确了三阴三阳的部位实质即"表里"二字，所谓"只因分野、方位、表里以定名"。表里之说，则"有形层之表里，有经络之表里，有脏腑之表里，有气化之表里"。三阴三阳与气血阴阳、脏腑阴阳、六气阴阳等俱有相涉，而重在"形层表里""形层即皮肤、肌肉、筋骨，所谓部分"。那么，"三阴三阳必分立诸名，而后便于讨论病机焉"。这就是周学海所以一论再论三阴三阳名义的所在。

2. 体质阴阳

此为周学海论述形诊独具特色之处。"形诊望形类"一章选《灵枢》之论，将人之体质类型分为三形之人、阳人阴人、五人、二十五人。

其中，三形之人即肥、膏、肉之人形体禀赋不同，肥瘦大小各异，而人身皮肉之温、气血多少，各自不同。

阴人与阳人则分为重阳、重阴之人，依据阴阳之气不同，即"阳人血清而气滑""阴人血浊而气滞"，则神思性情又各自不同，即表现为"阳人喜怒即发而不留，阴人神思不能自畅。经曰：阴出之阳则怒"。

周学海关于"五人"之论述中认为，"天地之间，六合之内，不离于五，人亦应之，非徒一阴一阳而已也。故有太阴之人，少阴之人，太阳之人，少阳之人，阴阳平和之人。此五人者，其态不同，其筋骨气血各不等"。这五种类型体质，其气血不同。"太阴之人，多阴而无阳，其阴血浊，其卫气涩，阴阳不和，缓筋而厚皮；少阴之人，多阴少阳，小胃而大肠，六腑不调，其阳明脉小，而太阳脉大；太阳之人，多阳而少阴；少阳之人，多阳少阴，经小而络大，血在中而气在外，实阴而虚阳；阴阳平和之人，其阴阳之气和，血脉调。"周学海在论述五种体质类型之人的气血盛衰之各异，对针灸治疾提供了一定的参考依据。

五种体质类型之人，其性情亦各异。具体表现为"太阴之人，贪而不仁，下齐湛湛，好内而不出，心和而不发，不务于时，动而后之，此太阴之人也""少阴之人，小贪而贼心，见人有亡，常若有得。好伤好害，见人有荣，乃反愠怒，心疾而无恩，此少阴之人也""太阳之人，居处于于，好言大事，无能而虚说，志发于四野，举措不顾是非，为事好常自用，事虽败而常无悔，此太阳之人也""少阳之人，諟谛好自责，有小小官，则高自宜，好为外交而不内附，此少阳之人也""阴阳平和之人，居处安静，无为惧惧，无为欣欣，婉然从物，或与不争，与时变化，尊则谦谦，谭而不治，是谓至治"。

周学海之论述五种体质类型之人，将生理之气血阴阳，与心理之七情变化合而参详，体现了中医整体思维的特点，对于当代体质学说的发展提供了理论依据。

周学海在"二十五人篇"中，详细论述二十五人形，是先立五形，别其五色，而二十五人悉具。其具体论述说："木形之人，比于上角，似于苍帝。其为人苍色，小头，长面，大肩背，直身，小手足，好有才，劳心，少力，多忧，劳于事。能春夏不能秋冬，秋冬感而病生，足厥阴佗佗然。""太角之人，比于左足少阳，少阳之上遗遗然。""左角之人，比于右足少阳，少阳之下随随然。""钛角之人，比于右足少阳，少阳之上推推然。

判角之人，比于左足，少阳之下栝栝然。""火形之人，比于上徵，似于赤帝。其为人赤色，广䏶，脱面。小头，好肩背，髀腹，小手足，行安地，疾心，行摇，肩背肉满，有气轻财，少信多虑，见事明，好颜，急心，不寿，暴死。能春夏不能秋冬，秋冬感而病生，手少阴核核然。""质徵之人，比于左手太阳，太阳之上肌肌然。少徵之人，比于右手太阳，太阳之下慆慆然。右徵之人，比于右手太阳，太阳之上鲛鲛然。质判之人，比于左手太阳，太阳之下支支颐颐然。""土形之人，比于上宫，似于上古黄帝。其为人黄色，圆面，大头，美肩背，大腹，美股胫，小手足，多肉，上下相称，行安地，举足浮，安心，好利人，不喜权势，善附人也。能秋冬不能春夏，春夏感而病生，足太阴敦敦然。""太宫之人，比于左足阳明，阳明之上婉婉然。加宫之人，比于左足阳明，阳明之下坎坎然。少宫之人，比于右足阳明，阳明之上枢枢然。左宫之人，比于右足阳明，阳明之下兀兀然。""金形之人，比于上商，似于白帝。其为人白色，方面，小头，小肩背，小腹，小手足，如骨发踵外，骨轻，身清廉，急心，静悍，善为吏。能秋冬不能春夏，春夏感而病生，手太阴敦敦然。""钛商之人，比于左手阳明，阳明之上廉廉然。右商之人，比于左手阳明，阳明之下脱脱然。左商之人，比于右手阳明，阳明之上监监然。少商之人，比于右手阳明，阳明之下严严然。""水形之人，比于上羽，似于黑帝。其为人黑色，面不平，大头，廉颐，小肩，大腹，动手足，发行摇身，下尻长，背延延然，不敬畏，善欺绐人，戮死。能秋冬不能春夏，春夏感而病生，足少阴汗汗然。""众之为人，比于右足太阳，太阳之下洁洁然。""桎之为人，比于左足太阳，太阳之上安安然。"

周学海认为，二十五人形者，变化难辨。"如得其形，不得其色，或形胜色，或色胜形，至其胜时年加，感则病，行失则忧矣。"

3. 阴阳揆度

周学海采用阴阳分类之法，探究形体之分类，以达临床应用之效，其意明矣。通过以阴阳为总纲，分析了五行人、二十五种人的阴阳属性及气血盛衰之能事，推演了各种类型之人阴阳气血盛衰而致各种疾病的变化方式，及采用治疗的依据，对后世医家的体质分类有重要的促进作用。

周学海采用阴阳之法对六经进行分析，总结出六经之阴阳分经为表象之意，非具体循行之经，盖在天成象，在地成形，应之于人身，有之于验。故周学海提出："阳明即燥金病假名，不必在身之前也；金气通于肺，不专于胃与大肠之经矣。厥阴即风木病假名，不必在身之侧也；风气通于肝，不及于包络之经矣。太阳、少阳、太阴、少阴，俱同此义。"

周学海之论虽为一家之言，但对后世医家研读《伤寒论》也有所启迪。

（五）虚实补泻论

周学海在《读医随笔》"虚实补泻论""病后调补须兼散气破血""发明欲补先泻夹泻于补之义"等篇论及虚实证治规律。谓"虚实者，病之体类也。补泻者，治之律令也"。虚实为辨证纲领之一，而虚补实泻又是其证治的基本大法。

1. 虚实辨证 状各不同

虚实辨证，医籍中其义甚繁。周学海在《读医随笔》中认为，"有以正气盛衰分虚实者，所谓脉来疾去迟，外实内虚；来迟去疾，外虚内实也。有以邪盛正衰分虚实者，所谓邪气盛则实，精气夺则虚也。有以病者为实，不病为虚者，所谓内痛外快，内实外虚；外痛内快，外实内虚也。有以病者为虚；不病为实者，所谓阳盛阴虚，下之则愈，汗之则死；阴盛阳虚，汗之则愈，下之则死也。有以病在气分无形为虚，血分有形为实者，白虎与承气之分也。有以病之微者为虚，甚者为实者，大小陷胸与泻心之辨也。有以病之动者为虚，静者为实者，在脏曰积，在腑曰聚是也。有以病之痼者为实，新者为虚者，久病邪深，新病邪浅也。有以寒为虚，以热为实者，阳道常实，阴道常虚之义也。有以寒为阴实阳虚，热为阳实阴虚者，阴阳对待，各从其类之义也。有以气上壅为实，下陷为虚，气内结为实，外散为虚者，是以病形之积、散、空、坚言之也。至如从前来者为实邪，从后来者为虚邪，此又五行子母顺逆衰旺之大道也"。其中，周学海认为，可以正气盛衰分虚实，以邪盛正衰分虚实，以病或不病分虚实，以病在气分血分、无形有形分虚实，以病之微甚分虚实，以病之动静分虚实，以病之新久分虚实，以寒热分虚实，以五脏病证传变分虚实等，而虚实之大法当据《素问·通评虚实论》"邪气盛则实，精气夺则虚"来辨证。又有虚实夹杂者，皆当详细鉴别。

虚实辨证，见于《黄帝内经》《难经》《伤寒论》等诸书之中。此外，如华佗《中藏经》载有五脏之虚、五脏之实、腑虚、腑实之证，除各种症状表现外，当诊其脉，观其经，看在何部何经，而断其脏腑。又有上虚、上实、下虚、下实之病证，状各不同。日·丹波元坚云："尝论列虚实夹杂之证治，甚为明备。其文曰：为医之要，不过辨病之虚实也已。虚实之不明，妄下汤药，则冰炭相反，坐误性命，是以临处之际，不容豪有率略矣。"此外，"至虚有盛候，大实有羸状者，诚医之所难也""唯医之所最难者，在真实真虚，混淆糅杂者而已"。真虚假实或真实假虚，关键在于辨证，假证发露，抑遏真情，只要用心体察，辨其疑似，自可判断，而不难处治。虚中兼实或实中兼虚，必须精虑熟思，所析毫厘，而其情其机，始可辨认。及其施治，则补泻掣肘，而为棘手。又有自实而生虚、自虚而生实之虚实相因病证，表里上下之病例亦不可不知，不可不辨。

2. 虚实补泻 机圆法活

周学海指出："汗、吐、下，皆泻也；温、清、和，皆补也。有正补，正泻法，如四君补气，四物补血是也。有隔补、隔泻法，如虚则补母，实则泻子是也。有兼补、兼泻法，如调胃承气、人参白虎是也。有以泻为补、以补为泻法，如攻其食而脾自健、助其土而水自消是也。有迭用攻补法，是补泻两方，早晚分服，或分日轮服也。此即复方，谓既用补方，复用泻方也。有并用补泻法，与兼补、兼泻不同，是一方之中，补泻之力轻重相等。此法最难，须知避邪，乃无隐患。""虚实既辨，则补泻可施。"要之，治虚之道，"当先顾正气，正气存则不至于害，且补中自有攻意，盖补阴即所以攻热，补阳及所以攻寒"。治实之道，"当直攻其邪，邪去则身安"。

3. 补泻用药 五脏苦欲

补泻用药，可从《素问·脏气法时论》本五脏苦欲之性而治之。"其文曰：肝苦急，急食甘以缓之；心苦缓，急食酸以收之；脾苦湿，急食苦以燥之；肺苦气上逆，急食苦以泻之；肾苦燥，急食辛以润之""肝欲散，急食辛以散之，用辛补之、酸泻之；心欲软，急食咸以软，用咸补之，甘泻之；脾欲缓，急食甘以缓之，用苦泻之，甘补之；肺欲收，急食酸以收之，用酸补之，辛泻之；肾欲坚，急食苦以坚之，用苦补之，咸泻之"。亦可根据运气学说司天、在泉六气之胜复，以明补泻。

4. 虚实补泻 继承创新

周学海《读医随笔》中专论虚实补泻，"证治类"各篇又加以发挥，颇具特色之处。

第一，补泻气血兼顾为要。周学海谓之"病在气分而虚不任攻者，补其血而攻其气；病在血分而虚不任攻者，补其气而攻其血"。病在气分，可径汗、径下，以邪气虚悬气分，无所滞者，可随汗、下而出；邪浸血分脉络曲折之处，黏滞不通，不易泻出，必须提归于气分，然后尽之。提归之法：有用缓缓撑托，屡使微汗，以渐达于表；有用滋血生津，使津液充盈，浮载邪气于表，然后一汗而尽之；有用轻轻攻下，屡使肠胃清空，膜络邪气逐节卸入肠胃，以渐而净；有用酸涩收敛之品，于大黄、芒硝、牵牛、巴豆之剂中，举吸肠胃膜络之邪而俱下；有用补血益气之法以运之；有用破血化瘀之法以搜之，使邪撑出气分而后易出。

第二，补泻大旨尤重胃气。《黄帝内经》曰："五实死，五虚死。脉细（心也），皮寒（肺也），气少（脾也），泄利前后（肾也），饮食不入（肝也），此谓五虚。其时有生者，何也？曰：浆粥入胃，泄注止，则虚者活；身汗得后利，则实者活。注云：此皆胃气之得调和也。"周学海认为，"邪盛正虚，攻补两难之际，只有力保胃气，加以攻邪，战守具备，敌乃可克"。谷气犹如饷道，饷道一绝，则万众立散；胃气一败，则百药难施。保胃气之法，"益阴宜远苦寒，益阳以防增气，祛风勿过燥散，消暑毋轻下通，泻利勿加消导，滞下之忌芒硝、巴豆、牵牛，胎前泄泻之忌用当归，产后寒热之忌用黄连、栀子，疔肿痈疽之未溃忌当归，痘疹之不可妄下，其他内外诸病应投药物之中，凡与胃气相违者，概勿施用"。胃气得存，加以攻邪，其病可愈。

第三，病后调补须兼散气破血。周学海指出，"调补"与"散气、破血"合用，通常来看，治法相反，作用不同。但是如若在特定条件下合理运用，就能变对立为统一，取得较好的效果。例如，叶天士谓久病必治络；朱丹溪治久病，必参解郁法；滑伯仁谓每用补剂，参入活血通络之品，其效更捷；史载之多用三棱、莪术；王清任之方多用桃仁、红花等，皆可效法。"散气"即是散除郁结之气。在补药之中伍以散气之品，其效事半功倍：一是散气之品行走迅速，为补药发挥药力直达病所扫清瘀滞；二是散气之品多具芳香之味，可消除补药之滋腻弊端。周学海总结其他医家经验时提到："东垣谓参、术补脾，非以防风、白芷行之，则补药之力不能到。慎斋谓调理脾胃，须加羌活以散肝结。此皆发表散气之品也，是能运补药之力于周身，又能开通三焦与经络之滞气也。""破血"即是祛瘀。多数病人在久病之后，虽为正气虚损，但多有瘀凝并存。若久病耗气，导致气虚，

一方面无力推动血液运行，则血行迟缓而发生瘀滞；另一方面气虚无力统
摄血液，使得血逸脉外，而发生瘀血。由于气血瘀滞存在，补药很难通达
病所，又由于瘀血乃恶血，不仅失去了对机体的濡养作用，而且导致新血
化生缓慢，久之又可形成血虚。故对瘀凝之血则应当散当破。在有血瘀的
情况下，须用破血之品。除由气虚引起的血瘀病证可加破血之品外，在患
者大热中期或后期，周学海也主张兼以活血方法治疗，效果更佳。周学海
总结叶天士经验时说："叶天士亦谓热病用凉药，须佐以活血之品，始不致
有冰伏之虞。"并告诫后世医家选药应该注意："血属有形，癖积膜络曲折
之处，非潜搜默剔不济也，世以大黄、芒硝下之，大谬。"

第四，欲补先泻，夹泻于补。周学海认为，服参、术、芪、地而中满，
总因虚弱，中气不运，肠胃必积有湿热痰水，格拒正气，使不流通；补药
性缓守中，入腹适与邪气相值，不能辟易邪气，反助邪为患。痰盛之人，
不宜贪服辛热之剂，不如用苦涩沉降之剂，轻轻频服，以吸摄膜络之浊恶，
挟之而俱下，斯胃中常时空净，而可受温补。所谓"凡服补益者，必先重
服利汤，以攘辟其邪，以开补药资养之路也，或间攻于补，必须功力胜于
补力，此非坏补药之性也"。痰饮积聚之病证，多与肺脾肾三脏气虚有关，
肺脾肾气虚，气化不利，水液代谢的生理功能失常，便会发生水液输布和
排泄障碍，水液停聚，凝而成痰，积而成饮。故欲补者，多从肺脾肾三脏
入手。然"脾为生痰之源""肺为贮痰之器"，痰饮多聚于中、上焦，且补
药又多"性缓而守中"。补药有助邪为患，且"胃中痰水，不先涤去，避行
健脾补气，气力充壮，将鼓激痰水四溢，窜入经络，为患更大"。故治疗痰
饮病证，主张"先泻""凡服补益者，先重服利汤，以攘辟其邪，以开补药
滋养之路也"。所谓"利汤"，就是驱逐痰饮的药物。有时虽内在痰饮较重，
但外在症状反映不突出，这时当如何辨之？可以用试探法，周学海云："凡
人服人参、白术、黄芪、地黄而中满者，皆为中有邪气也。"即在痰饮症状

不明显时，为证实痰饮是否存在，可以先进少量补剂，如有中满之感，证明痰饮较为严重存在，即可转补为泻，予以"利汤"。

第五，新病兼补，久病专攻。一般认为，新病多实宜泻，久病多虚宜补。而周学海则明确提出"新病兼补，久病专攻"的论点。"新病兼补"即"新病邪浅，加补气血药于攻病剂中，故病去而无余患"。所谓"余患"，乃内虚之意。一为内之正气自虚；一为邪气在表，其表为实，邪未入里，恐内虚邪中。"久病专攻"，即"久病正气受伤，邪已内陷，一加补药，便与邪值，而攻药不能尽其所长"。所谓"久病专攻"，一是邪气胶固，扶正反有助邪之患；一是邪气在里，补药性力皆走里而守中，补药往往使邪气根株愈牢。而选择药物多以丸药而不以汤剂，但急药缓服。如华元化、张仲景、孙真人著作中皆有此法。

第六，富贵贫贱攻补异宜。补泻应辨贫富病者体质差异。"富病属气血之郁滞，贫病属气血之匮乏""富贵安逸者之气滞，必待重施攻散""治贫病，佐以参、术、归、地，其效甚捷"。若谓筋骨柔脆与坚强之不同也，此无病时则然耳！每治贫病，佐以参、术、归、地，其效甚捷。此无他故也，地瘠者易为溉，气滑者易为滋。《黄帝内经》认为形体安逸但精神苦闷的人，病多发生在经脉，治疗时宜用针灸。形体安逸而精神也愉快的人，病多发生在肌肉，治疗时宜用针刺或砭石。形体劳苦但精神很愉快的人，病多发生在筋，治疗时宜用热熨或导引法。形体劳苦，而精神又很苦恼的人，病多发生在咽喉部，治疗时宜用药物。屡受惊恐的人，经络因气机紊乱而不通畅，病多为麻木不仁，治疗时宜用按摩和药酒。生于困苦之人忙于生计，而富贵显达之人生活安逸，发病原因不同，因此临床治疗方法就会有很大不同。

周学海的虚实补泻之论，结合经典理论、诸家学说于个人临证经验，其意可师，其论可行，至今仍有重要的指导意义和应用价值。

周学海

临证经验

一、望诊 🦢

　　周学海上承《黄帝内经》《难经》，下取《中藏经》《脉经》《备急千金要方》《千金翼方》所述扁鹊、华佗诸法，择其切要，补《黄帝内经》未备者收之，加以自身临证经验，撰成《形色外诊简摩》一书，旨在详细论述望诊。其中，望形、望色、望舌、望五官，占全书内容十之八九，书末方才略点按、嗅、闻、问之法，以概其全。故周学海《形色外诊简摩·自序》云："四诊以望居首、以切居末者，医师临诊之次第，非法之有轻重缓急也。"又云："夫望、闻、问有在切之先者，必待切以决其真也；有在切之后者，指下之疑又待此以决其真也。三法之与切脉，固互为主辅矣。三法之中，又望为主，而闻、问为辅。"

（一）形诊

　　《形色外诊简摩》分为上、下二卷，卷上专论形诊，卷下专论色诊。形诊总义在于身形内应脏腑部位、身形内应脏腑病证。身形以脏腑为核心，五脏与六腑相合，内阅五官七窍，外应五体、五华，又有经络气穴相关，以外知内，以常达变，则知所病。是篇内容多辑《黄帝内经》《难经》之文，论述人体身形之生理病理，其用心可谓明矣。

1. 身形内应脏腑

　　见于《形色外诊简摩·形诊总义·身形内应脏腑部位篇》和《形色外诊简摩·形诊总义·身形内应脏腑病证篇》辑录《黄帝内经》之论述。

（1）五脏

肺 中医学认为，肺为华盖，居于胸中，背者胸中之府，与大肠相表里。在窍为鼻，其华在毛，在体合皮。周学海汇通《黄帝内经》之论，其一，将肺病的形诊，定位于膺胁、肩背、咽喉、皮毛。望巨肩、陷咽、喉喑、鼻涕、皮毛憔悴等，皆可知肺之病变。如"肺为之盖，巨肩陷咽，候见其外""肺合皮也，其荣毛，其主心""肺气之病，内舍膺胁肩背，外在皮毛""肺病在背、在皮毛"。其二，明确肺小、肺大、肺高、肺下、肺坚、肺脆、肺端正、肺偏倾的望形态色泽之诊法及其临床病证。如白色小理者肺小；肺小则少饮，不病喘喝。粗理者肺大；肺大则多饮，善病胸痹喉痹逆气。巨肩反膺陷喉者肺高；肺高则上气肩息咳。合腋张胁者肺下；肺下则居贲迫肺，善胁下痛。（周注：迫肺，似当作迫肝，肝体半在膈下，半在膈上。肺下即逼压之，故胁下痛。贲，膈也。）好肩背厚者肺坚；肺坚则不病咳上气。肩背薄者肺脆；肺脆则善病消瘅易伤。背膺厚者肺端正；肺端正则和利难伤。胁偏疏者肺偏倾；肺偏倾则胸偏痛。

心 为五脏六腑之大主，位于胸部、两乳之间。在体合脉，开窍于舌。周学海汇通《黄帝内经》之论，其一，望膺胁、经络、舌，可知心之病变。如"心为之主，缺盆为之道，骺骨有余，以候髑骬（音遏污，一读曷于，心蔽骨，一名鸠尾。）""心气通于舌，心和则舌能知五味矣""心病在五脏、在脉""心合脉也，其荣面色""心气之病，内舍膺胁，外在经络"。其二，明确心小、心大、心高、心下、心坚、心脆、心端正、心偏倾的望形态色泽之诊法及其临床病证。尤其观察髑骬大小亦可知心之病变。赤色小理者心小；心小则安，邪弗能伤，易伤以忧。粗理者心大；心大则忧不能伤，易伤于邪。无髑骬者心高；心高则满于肺中，烦闷而善忘，难开以言。髑骬小短举者心下；心下则脏外，易伤于寒，易恐以言。髑骬长者心下坚；心坚则脏安守固。髑骬弱小以薄者心脆；心脆则善病消瘅热中。髑骬直下不举者心端正；心端正则和利难伤。髑骬倚一方者心偏倾；心偏倾则操持不一，神无守司。

肝 位右胁之内，为刚脏，开窍于目，在体合筋，其华在爪。周学海汇通《黄帝内经》之论，其一，将肝病的形诊定位于目、头、筋、胠胁、关节；是故望目、头、筋、胠胁、关节可知肝之病变。如"肝气通于目，肝和则目能辨五色矣""肝开窍于目，目藏精于肝""肝病在头、在筋""肝合筋也，其荣爪，其主肺""肝气之病，内舍胠胁，外在关节"。其二，明确肝小、肝大、肝高、肝下、肝坚、肝脆、肝端正、肝偏倾的望形态色泽之诊法及其临床病证。青色小理者肝小；肝小则脏安，无胁下之病。粗理者肝大；肝大则逼胃迫咽，迫咽则苦膈中，且胁下痛。广胸反骹者肝高；肝高则上支贲切胁，悗为息贲。合胁兔骹者肝下；肝下则逼胃，胁下空，胁下空则易受邪。胸胁好者肝坚；肝坚则脏安难伤。胁骨弱者肝脆；肝脆则善病消瘅易伤。膺腹好相得者肝端正；肝端正则和利难伤。胁骨偏举者肝偏倾也；肝偏倾则胁下痛。

脾 居于中焦，开窍于口，在体合肉，主四肢，其华在唇。周学海汇通《黄帝内经》之论，其一，将脾之形诊定位于口、舌本、肌肉。观察口唇、舌本、肌肉四肢可知脾之病变。如"脾者主为卫，使之迎粮，视唇舌好恶，以知吉凶""脾气通于口，脾和则口能知五谷矣""脾开窍于口，口藏精于脾""脾病在舌本、在肉""脾合肉也，其荣唇""脾气之病，内舍心腹，外在肌肉四肢"。其二，明确脾小、脾大、脾高、脾下、脾坚、脾脆、脾端正、脾偏倾的望形态色泽之诊法及其临床病证。黄色小理者脾小；脾小则脏安，难伤于邪。粗理者脾大；脾大则苦迫脘而痛，不能疾行。揭唇者脾高；脾高则脘引季胁而痛。唇下纵者脾下；脾下则下迫于大肠，则脏善受邪。唇坚者脾坚；脾坚则脏安难伤。唇大而不坚者脾脆；脾脆则善病消瘅易伤。唇上下好者脾端正；脾端正则和利难伤。唇偏举者脾偏倾；脾偏倾则善满善胀。

肾　为"先天之本"，位于腰部，左右各一，在体合骨，开窍于耳及二阴。汇通《黄帝内经》之论，其一，将肾之形诊定位于耳、二阴、腰脊骨髓。观察耳、二阴、腰脊骨髓之变可知肾之病变。如"肾者主为外，使之远听，视耳好恶，以知其性""肾气通于耳，肾和则耳能知五音矣""肾开窍于二阴，二阴藏精于肾""肾病在溪、在骨""肾合骨也，其荣发，其主脾""肾气之病，内舍腰脊骨髓，外在溪谷腨膝"。其二，明确肾小、肾大、肾高、肾下、肾坚、肾脆、肾端正、肾偏倾的望形态色泽之诊法及其临床病证。黑色小理者肾小；肾小则脏安难伤。粗理者肾大；肾大则善病腰痛，不可以俯仰，易伤于邪。高耳者肾高；肾高则其背膂痛，不可以俯仰。耳后陷者肾下；肾下则腰尻痛，不可以俯仰，为狐疝。耳坚者肾坚；肾坚则不病腰背痛。耳薄不坚者肾脆；肾脆则善病消瘅，易伤。好耳前居牙车者肾端正；肾端正则和利难伤。耳偏高者肾偏倾；肾偏倾则苦腰尻痛。

总之，五脏若有不调，则邪气滞留；五脏皆小者，少病，苦焦心，大愁忧；五脏皆大者，缓于事，难使以忧；五脏皆高者，好高举措；五脏皆下者，好出人下；五脏皆坚者，无病；五脏皆脆者，不离于病；五脏皆端正者，和利得人心；五脏皆偏倾者，邪心而善盗，不可以为人平，反复言语。

（2）六腑

胃　位于中焦膈下，上连食道，下接小肠，有贲门、幽门二口。胃喜润恶燥，为水谷之海，主受纳腐熟水谷，主通降，与脾相表里。故观察肉䐃可知胃之状况。"胃为之海，广骸大颈张胸，五谷乃容""脾应肉，脾合胃，胃者肉其应""脾应肉，肉䐃（手臂腿肚厚肉，皆谓之䐃）坚大者胃厚；肉䐃麽者胃薄（麽，么麽，尖小也）；肉䐃小而麽者胃不坚；肉䐃不称身者胃下，胃下者下脘约不利；肉䐃不坚者胃缓；肉䐃无小裹累者胃急

（裹音果，肉内坚结而大小成颗者。）；肉䐃多小裹累者胃结，胃结者上脘约不利"。

大肠 位于腹中，上接小肠，下接肛门，主传化糟粕，与肺相表里。观察皮肤、鼻道，可知大肠的状况。"鼻隧以长，以候大肠""肺应皮，肺合大肠，大肠者皮其应""肺应皮，皮厚者大肠厚；皮薄者，大肠薄，皮缓腹裹大者，大肠大而长；皮急者大肠急而短；皮滑者，大肠直；皮肉不相离者，大肠结"。

小肠 居于腹中，上连胃，下接大肠。小肠主受盛化物和泌别清浊，与心相表里。观察口唇薄厚、人中长短，可知小肠的状况。"唇厚人中长，以候小肠""心应脉，心合小肠，小肠者脉其应""心应脉，皮厚者脉厚，脉厚者小肠厚；皮薄者脉薄，脉薄者小肠薄；皮缓者脉缓，脉缓者小肠大而长；皮薄而脉冲小者，小肠小而短。诸阳经脉皆多纡屈者，小肠结"。

胆 居于右胁之内，储藏胆汁，主决断，为"中精之府"，胆与肝相表里。下眼胞宽大者，胆气刚强，"目下裹大，其胆乃横"。观察爪可知胆之状况。"肝应爪，肝合胆，胆者筋其应""肝应爪，爪厚色黄者胆厚，爪薄色红者胆薄。爪坚色青者胆急，爪濡色赤者胆缓。爪直色白无约者胆直（约，即爪上横纹），爪恶色黑多纹者，胆结"。

三焦膀胱 膀胱位于小腹，乃囊状，有贮存和排泄尿液的作用，与肾相表里。三焦，是上中下三焦的合称。鼻孔掀露于外者，膀胱易于漏泄。"鼻孔在外，膀胱漏泄"，鼻柱中央高起者，三焦固密。"鼻柱中央起，三焦乃约"。观察腠理毫毛可知三焦膀胱状况。"肾应骨，肾合三焦、膀胱，三焦、膀胱者腠理毫毛其应""肾应骨，密理厚皮者，三焦膀胱厚；粗理薄皮者，三焦膀胱薄。疏腠理者，三焦膀胱缓；皮急而无毫毛者，三焦膀胱急。毫毛美而粗者，三焦膀胱直；稀毫毛者，三焦膀胱结"。

2. 形诊当辨体质各异

见于《形色外诊简摩·形诊生形类》中"三人篇""阴人阳人篇""五人篇"和"二十五人篇"辑录《黄帝内经》之论述。

此为周学海论述形诊独具特色之处。"形诊望形类"一章选《灵枢》之论，别为三形之人篇、阳人阴人篇、五人篇、二十五人篇。三形之人即肥、膏、肉之人。膏者多气，多气者热，热者耐寒，可见其肉淖，而粗理者身寒，细理者身热；䐃肉不坚，皮缓；多气而皮纵缓，纵腹垂腴。脂者，其血清，气滑少，故不能大；可见其身收小，虽脂不能大；其肉坚，细理者热，粗理者寒。肉者多血则充形，充形则平；可见身体容大。周氏言："此言寒热，是指其人本身气血之寒热，非发寒发热，恶寒恶热之病也。凡人身皮肉之温，扪之各有轻重不同，是本于禀赋也。"因三人之形体禀赋不同，肥瘦大小各异，故人身皮肉之温、气血多少，各自不同。

重阳、重阴之人阴阳之气不同。"重阳之人，熇熇高高，言语善疾，举足善高，心肺之脏气有余，阳气滑盛而扬，故神动而气先行矣""多阳者多喜，多阴者多怒，数怒而易解，故曰颇有阴"。阳人血清而气滑，阴人血浊而气滞，则神思性情又各自不同。

体质以阴阳之气分为五人。五人者，太阴之人、少阴之人、太阳之人、少阳之人、阴阳和平之人。因其态不同，其筋骨气血各不等，其性情亦各自不同；二十五人形，是先立五形，金木水火土，别其五色，而二十五人悉具。

人是否生病，常与命相相关，即人有年忌。经曰："大忌，常加七岁，十六岁，二十五岁，三十四岁，四十三岁，五十二岁，六十一岁，皆人之大忌，不可不自安也，感则病，行失则忧矣。"年忌始于七岁，九年一见，即七岁、十六岁、二十五岁、三十四岁、四十三岁、五十二岁、六十一岁。每逢上述年龄，须注意调养精神和身体，预防疾病的发生。周学海云："年忌起于七岁，九年一见，今世明九暗九之说，似本于此，此众人之所同也。甚胜时年加，必以本相，合逐年运气求之。如木形金色，是色胜形，而又行金运之年；木形土色，是形胜色，而又行木运之年是也。色胜形者死，形胜色者病。"周学海认为，此法即相家面部流年气色之法，谓："面部不能端满者，若流年行至骨高之部，即起病，行至骨陷之部，必危殆矣。亦有端满而病者，必其年有冲通也。冲通即胜时年加也，或流年与本命干支相犯也。"

除此之外，尚有三阳上下气血多少形状、六经气血多少、皮之厚薄、寿夭肥瘦勇怯、忍痛不忍痛、胜毒不胜毒形状、善病善忘善饥善瘅善痹、人身气血盛衰时日之辨等，各篇皆从诸方面论证形诊体质，从而为临证奠定基础。

在生理上辨别身形体质的不同，目的在于"血气之所生，别而以候，从外知内"，又"可知叙三人、五人、二十五人诸篇，均为施治之本，非徒托空言而已"。

3. 形诊与经络气血

见于《形色外诊简摩·形诊生形类·三阳上下气血多少形状篇》辑录《黄帝内经》之论述。

（1）六经气血多少

人体经脉气血多少，皆有其一定规律。周学海引《黄帝内经》论及六经气血多少，凡二见，但说法不一。"阳明多血多气，太阳多血少气，少阳多气少血，太阴多血少气（一作少血多气），厥阴多血少气（一作多气少血），少阴多气少血（一作多血少气）"。

（2）手足三阳上下

手足三阳经脉循行于人体的上部和下部，根据三阳经脉气血的多少，可以得知各种类型的人生理和病变特点。所谓手足三阳上下，言上，诸经之行头面者；言下，诸经之行手足者。

足阳明　"足阳明之上，血气盛则髯美长，血少气多则髯短，气少血多则髯少血气皆少则无髯，两吻多画，如宦者相"。

"足阳明之下，血气盛则下毛美长至胸。血多气少则下毛美短至脐，行则善高举足，足指少肉，足善寒。血少气多则肉而善瘃（瘃者，皴裂）。血气皆少则无毛，有则稀，枯悴，善痿厥足痹"。

足少阳　"足少阳之上，气血盛则通髯美长，（通髯，髯与髪通，俗名兜腮。）血多气少则通髯美短，血少气多则少髯，血气皆少则无髯，感于寒湿则善痹骨痛爪枯"。

"足少阳之下，血气盛则胫毛美长，外踝肥。血多气少则胫毛美短，外踝皮坚而浓。血少气多则胫毛少，外踝皮薄而软。血气皆少则无毛，外踝瘦无肉"。

足太阳　"足太阳之上，血气盛则美眉，眉有毫毛。（毫，即豪字，毛中独长出者。）血多气少则恶眉，面多少理（多少言其多也）。血少气多则面多肉。血气和则美色。心主血脉，其华在面，此虽系足太阳，而曰血气和，则心气和可知矣"。

"足太阳之下，血气盛则跟肉满，踵坚。气少血多则瘦，跟空。血气皆少则喜转筋，踵下痛。美眉者，足太阳之脉血气多。恶眉者，血气少。其肥而泽者，血气有余。肥而不泽者，气有余血不足。瘦而无泽者，血气俱不足"。

手阳明　"手阳明之上，血气盛则髭美，血少气多则髭恶，血气皆少则无髭。"

"手阳明之下，血气盛则腋下毛美，手鱼肉以温。血气皆少则手瘦以寒"。

手少阳　"手少阳之上，血气盛则眉美以长，耳色美。血气皆少则耳焦恶色"。

"手少阳之下，血气盛则手卷多肉以温，血气皆少则寒以瘦，气少血多则瘦以多脉"。脉即络脉，蓝色隐见皮肤下者。

手太阳 "手太阳之上，血气盛则口多须，面多肉以平。血气皆少则面瘦恶色"。

"手太阳之下，血气盛则掌肉充满，血气皆少则掌瘦以寒"。

4. 形诊辨病

见于《形色外诊简摩·形诊生形类》"辨皮色不胜四时之风篇""辨人身气血盛衰时日篇""形气有余不足篇""诸病以昼夜静剧辨阴阳气血篇"。

（1）外感病变

春季之风为青风，夏季之风为阳风，秋季之风为凉风，冬季之风为寒风，此乃四季之风也。对四季之不正之风的易感性，可从皮肤色泽肌理判断。如"黄色薄皮弱肉者，不胜春之虚风；白色薄皮弱肉者，不胜夏之虚风；青色薄皮弱肉者，不胜秋之虚风；赤色薄皮弱肉者，不胜冬之虚风也。黑色而皮厚肉坚，固不伤于四时之风。其皮薄而肉不坚、色不正黑。长夏至而有虚风即病矣。其皮厚而肌肉坚者，长夏至而有虚风不病也，必重感于寒，外内皆然乃病"。

（2）气血病变

中医学认为，人与天地日月相应，自然界昼夜更替、日月运转等变化可对人体气血产生相应的影响。周学海曰："气阳而应日，血阴而应月，故暑则气泄，寒则气敛，日中则气壮，日下则气衰。"又曰："月生人血渐盛，月死人血渐减。凡病在血分，及失血诸证，有血盛邪无所容而病退者，有血减邪失所附而病亦退者，若夫精神之复，必在生明之候矣。"

随着昼夜晨昏的变化，人体气血阴阳也进行相应的调节，即所谓"日节律"。诊察疾病也当根据其在昼夜症状来判断。周学海曰："昼夜静剧，仍须辨证之寒热有余不足。即如昼静夜剧，其证见阳热之有余者，是阳陷入阴也。其证见阴寒之不足者，是阴气自盛也。其证见虚热而不甚者，则为阴虚，而非阳盛矣。其证见微寒而不甚者，又为阳虚，而非阴盛矣。"又曰："更有寒热日夜数过，寒已即热，热已复寒，无已时者，在初病为风气太盛，所谓风胜则动也。在汗后为里邪外争，在下后为外邪内争，皆为阴阳不和，而有病进病退之别也。在久病为阴阳败乱，元气无主也。"

寒邪侵袭可令血流凝涩，形体收引拘急。热邪伤人则迫气行逆乱或阻滞，形体松缓，皮肤不收而气外泄，所谓暑热伤气。血行涩滞，气亦不行，水不得化而为肿。气机逆乱，营血壅阻而为疼痛。经曰："寒伤形，热伤气。气伤痛，形伤肿。故先痛而后肿者，气伤形；先肿而后痛者，形伤气也。"

观察形体须明辨形与气，形与气相得者，预后较好，反之则病情危重。周学海曰："平人气胜形者寿。病而形肉脱，气胜形者死，形胜气者危。"若见病患"喘息低昂，抬肩撼胸"，则周学海明言乃"病而气胜形者"。

5. 肌肤寒热诊法

见于《形色外诊简摩·形诊病形类》"尺肤滑涩肘臂掌脐寒热决病篇""百病头身手足寒热顺逆死生篇"辑录《黄帝内经》《内外伤辨》及张石顽等之论述。

诊察肌肤之寒热，非病邪之寒热。周学海于"尺肤滑涩肘臂腰脐寒热决病篇"曰："人一呼脉三动，一吸脉三动而躁，尺热，曰病温；尺不热，脉滑，曰病风；脉涩，曰痹。""百病头身手足寒热顺逆死生篇"曰："身热有不死者，其热在初起为外感，在日久为胃中湿热，非阴虚血竭孤阳飞越之躁热。"

6. 辨五体病变

（1）诊骨槁肉陷

出自《形色外诊简摩·形诊病形类·骨槁肉陷篇》。

肾主骨，为先天之本，脾主肉，为后天之本。久病重病临床表现虽各
不相同，但疾病发展到最终阶段，均会导致脾肾受损，即"大骨枯槁，大
肉陷下"。此时先天、后天之本均已衰竭，故而为死证。一旦出现真脏脉，
则死期可推断矣。

（2）诊大肉消长

出自《形色外诊简摩·形诊病形类·诊大肉消长捷法篇》。

诊病当重视诊察肉之消长，周学海转引赵晴初之诊大肉消长法如下：
"病患虽骨瘦如柴，验其大指次指之后，有肉隆起者，病纵重可医。若他处
肌肉尚丰，验其大指次指之后，无肉隆起，而反见平陷者，病即不治矣。"
周学海认为，诊大肉消长亦当重视观察目眶四周肉之消长，因"目眶为足
阳明所系，极与大肉相关"也。足阳明经循行经目眶，加之脾主肉，故目
眶与脾胃关系密切。周学海专述望目眶，以提示疾病。其言："惟下利，专
泄胃气，其目眶虽陷，而面色神光未改者，不足为虑。若壮年无病，目眶
忽陷，久而不复，咳嗽带红，而目眶常陷，诸病饮食倍增，身面加肥，而
目眶独陷，皆脾真暗败之先征，即面色神光未改，且觉难于挽回。补救及
时，方药针对，仅可侥幸百一。若加见山根黯惨，两角无光，短期速矣。
再瘦人与高年，目眶虽陷而无虑者，盖陷之形有不同也。胞皮宽纵，眶骨
不至削如锋刃者，是常见之事；若胞皮吸入骨里，凹成深坑，得不谓之非
常之变乎？"

（3）诊形色毛发不变而疾病深重

出自《形色外诊简摩·形诊病形类·病深而形色毛发有不变者篇》，辑
录《黄帝内经》《仓公传》《张氏医通》。

诊察疾病，观形色毛发面色，若其有变，定有病矣；然若其未有变，
不可说其无病，盖因"邪气激其血脉，光泽浮越于外也"，当细而察之。

举例仓公、《张氏医通》之脱营失精、桃花痖、传尸痖以明之。

脱营失精　周学海引《素问·疏五过论》所云："尝贵后贱，虽不中邪，病从内生，名曰脱营。尝富后贫，名曰失精。五气留连，病有所并。不在脏腑，不变躯形，身体日减，气虚无精，病深无气，洒洒然时惊。病深者，以其外耗于卫，内夺于荣也。"并阐发其理说："脱营失精，精气外浮，其内愈竭，而毛发面色愈美，此为病在心，心华在面，精气并于心故也。所谓并者，虚而相并也。故凡坐伤于忧愁思虑者，即肌肉消瘦，肢节酸软，而毛发面色自美也。凡男女爱慕，功名抑郁者，多有此候。故《脉经》曰：忧恚思虑，心气内索；面色反好，急求棺椁。"

桃花疰　面色不变，肌肤日瘦，外如无病，内实虚亏，俗名桃花疰。《张氏医通》曰："其证必蒸热咳嗽，或多汗，或无汗，或多痰，或无痰，或经闭，或泄精，或吐血，或衄血，或善食，或泄泻。此为阴火煎熬之证，男女婚嫁过时及少寡者多有之。以阴火既乘阳位，消烁阳分之津液，而阴分津液亦随气而升，竭力以上供其消烁，故肢体日削，而面色愈加鲜泽也。其机理是面色属心，心华于面，心神外驰，不能内守，是外有所慕，精神驰骛，故心之精华，全浮于面，与忧菀于内者迥别。"

传尸疰　《张氏医通》曰："传尸疰者，是恶虫啮人脏腑，其人沉沉嘿嘿，不知所苦，而无处不苦，经年累月，渐就羸瘦。其证蒸热，咳嗽不止，腰背酸痛，两目不明，四肢无力，或面色脱白，或两颊时红，常怀忿怒，夜梦奇怪，或与鬼交，最易传染，甚至灭门。"

案例 1　女子竖，病伤脾，自汗，毛发面色泽，不自知其所痛，心慧然若无苦，脉不衰。医者视其颜色不变，不以为意，至春呕血死。(《仓公传》)

案例 2　寒薄吾，蛲瘕，腹大，上肤黄粗，循之戚戚然。饮以芫花一撮，出蛲可数升，病已，三十日如故。病得之于寒湿，寒湿气菀笃不发，化为虫。所以知然者，切其脉，循其尺，其尺索刺粗，而毛发茂美。其色泽者，中脏无邪气及重病也。(《仓公传》)

周学海按： 前案自汗，汗为心液，亦与心精外越之义符合，属疾病内重而毛发色泽；后案虫气，是正气未伤，而湿热内盛，化生蛲虫，胃中转多一番生气，故上蒸头面而毛发奉美。若至虫能饮血啮肠，则亦必渐变枯索。

7. 辨体质病理

出自《形色外诊简摩·形诊生形类·辨寿夭肥瘦勇怯忍痛不忍痛胜毒不胜毒形状篇》，辑录《灵枢》之论。

人之形体有缓急之分，气血有盛衰之别，骨骼或大或小，肌肉则有坚有脆，观察人之形体、气血、骨骼、肌肉等各个方面可知其长寿与否。是故经曰："形有缓急，气有盛衰，骨有大小，肉有坚脆，皮有浓薄，以立寿夭。"

（1）形气与体质

形气与精神活动相适应者寿，反之则夭。皮固肉坚者寿，反之则夭。血气充盛形体者寿，反之则夭。形体充盛，皮肤缓和柔软，脉坚大者寿；形体充盛而皮肤拘紧，脉弱小者夭。形体充盛，颧骨小者夭。形体充盛，肌肉发达者寿，反之则夭。"故形与气相任则寿，不相任则夭。皮与肉相裹则寿，不相裹则夭。血气经络胜形则寿，不胜形则夭。故平人而气胜形者寿。病而形肉脱，气胜形者死，形胜气者危矣。何谓形之缓急也？曰：形充而皮肉缓者则寿，形充而皮肉急者则夭，形充而脉坚大者顺也。形充而脉小以弱者气衰，气衰则危矣。若形充而颧不起者骨小，骨小则夭矣"。

人之先天禀赋不足可致其形气之盛衰，与其人之寿夭与否密切相关。"墙基卑……不满三十而死。其有因而加病者，不及二十而死也"。墙基，指耳郭；卑，即小。耳郭单薄瘦小，其人寿夭。

（2）年龄与体质

人之生、长、壮、老、已的整个生命过程，脏器在不同的阶段有不同的盛衰状况，同时人体外在亦有不同的表现。"人生十岁，五脏始定，血气已通，其气在下，故好走。二十岁，血气始盛，肌肉方长，故好趋。三十岁，五脏大定，肌肉坚固，血脉盛满，故好步。四十岁，五脏六腑十二经脉皆大盛以平定，腠理始疏，荣华颓落，发颇斑白，平盛不摇，故好坐。五十岁，肝气始衰，肝叶始薄，胆汁始减，目始不明。六十岁，心气始衰，苦忧悲，血气懈惰，故好卧。七十岁，脾气虚，皮肤枯。八十岁，肺气衰，魄离，故言善误。九十岁，肾气焦，四脏经脉空虚。百岁，五脏皆虚，神气皆去，形骸独居而终矣。其不能终寿而死者，五脏皆不坚，使道不长，空（鼻孔）外以张，喘息暴疾，又卑基墙，薄脉少血，其肉不实，数中风寒，血气虚，脉不通，真邪相攻，乱而相引，故中寿而尽也"。

（3）肥瘦与体质

人有肥瘦不同。年质壮大之人，气血充盛，皮肤坚固，等同肥人，往往肩部宽阔，皮厚色黑。"年质壮大，血气充盈，肤革坚固""广肩腋项，肉薄厚皮而黑色，唇临临然，其血黑以浊，其气涩以迟，其为人也，贪于取与"。瘦人皮薄色浅肉消，血清气滑，患病多脱气损血。"瘦人者，皮薄色少，肉廉廉然，薄唇轻言，其血清气滑，易脱于气，易损于血"。而"端正敦浓者，其血气和调者"，乃常人也。"壮士真骨者，坚肉缓节，监监然，此人重则气涩血浊，劲则气滑血清。婴儿者，其肉脆，血少气弱"。

（4）耐痛与体质

人是否耐痛与性格的果敢和懦弱并无关联，性格果敢之人亦有耐不住痛楚者，而性格懦弱之人亦有耐得住痛楚者。"勇士之不忍痛者，见难则前，见痛则止。怯士之忍痛者，闻难则恐，遇痛不动。勇士之忍痛者，见难不恐，遇痛不动，怯士之不忍痛者，见难与痛，目转面盼，恐不能言，失气惊悸，颜色无定，乍死乍生"。这与皮肤的厚实与否、肌肉的坚实与否有关。故而"夫忍痛不忍痛者，皮肤之厚薄，肌肉坚脆缓急之分也。非勇怯之谓也"。骨强，筋弱，肉缓，皮厚者，则耐痛；而坚肉薄皮者，则不耐痛。"凡人之骨强筋弱肉缓皮肤厚者耐痛，其于针石之痛亦然，加以黑色而美骨者耐火焫矣。坚肉薄皮者，不耐针石火焫之痛也"。

（5）勇怯与体质

勇士与怯士乃两种不同的体质，这两种体质的形成与内脏功能的强弱相关，"勇士者，目深以固，长衡（当是"冲"字）直扬，三焦理横，其心端直，其肝大以坚，其胆满以傍，怒则气盛而胸张，肝举而胆横，眦裂而目扬，毛起而面苍，此勇士之所由然也。怯士者，目大而不减，阴阳相失，三焦理纵，髑骭短而小，肝系缓，其胆不满而纵，肠胃挺，胁下空，虽方大怒，气不能满胸，肝肺虽举，气衰复下，故不能久怒，此怯士之所由然也"。

（6）耐药力与体质

对药物耐受力与体质的论述，如"人之胜毒不胜毒者，胃浓色黑大骨及肥者皆胜毒，其瘦而薄胃者，皆不胜毒也"。胜毒，此指对药物的耐受力。脾胃功能较好、形气色黑大骨、体型略胖者，对药物耐受力较好；反之，脾胃功能较弱、体型略瘦者，对药物耐受力较差。

8. 辨杂病

出自《形色外诊简摩·形诊生形类·辨善病风厥消瘅寒热痹积聚善忘善饥不瞑多卧形状篇》。

周学海辑录《黄帝内经》中风厥漉汗、消瘅、寒热、痹病、肠中积聚、善忘、善饥而不嗜食、病而不得卧、病而目不得视、多卧、少瞑、卒然多卧等望诊内容，并补充自己临证经验。其云："人之有常病也，亦因其骨节皮肤腠理之不坚固者，邪之所舍也，故常有病矣。"例如，"胃实不瞑者，所谓胃不和则卧不安也。或食填太阴，或痰饮格于中焦，故凡痰据于阳，令人多卧，痰据于阴，令人不瞑"。

9. 辨疾病预后

（1）百病虚实顺逆

出自《形色外诊简摩·形诊病形类·百病虚实顺逆篇》，辑录《黄帝内经》之论。

望形体而知疾病虚实顺逆，须遵循《黄帝内经》大义"邪气盛则实，精气夺则虚。五实死，五虚死。脉盛，皮热，腹胀，前后不通，闷瞀，此谓五实；脉细，皮寒，气少，泄利前后，饮食不入，此谓五虚""粥入胃，泄注止，则虚者活；身汗，得后利，则实者活"。周学海进一步解析说："何以得粥入泄止，何以得汗与利，是必有望于医者。"例举《灵枢》中痈疽一证，痈疽凡见五脏阴阳受损，则预后不良。而一般疾病，凡见脉证相反的，则预后不良。若五脏已败，见真脏脉，则病情危重。

（2）诸病以肥瘦决难治易治

出自《形色外诊简摩·形诊病形类·诸病以肥瘦决难治易治篇》。

人有肥瘦之不同，患病种类及治疗效果皆不同。肥人因其肉淖理疏，故而邪气易于深入，肥人又多痰，周学海云："痰多气滞，又难于出，故难治也。"肥人易致暴厥，瘦人每多劳嗽。"肥人多中风，以形浓气虚难以周流，气滞痰生，痰积生火，故暴厥也。瘦人阴虚，血液衰少，相火易亢，故多劳嗽"。周学海根据本人临证诊断经验，指出"肥人多湿。脉沉者，湿遏气脉也。腰痛不能转侧者，湿伤经络也。怯然少气者，湿干肺胃，气不舒也。足膝常冷者，阳气不能四达也。法当散气行血，以助流动，而反与滋腻养荣，宜其增剧也"。

10. 形诊辨络脉

出自《形色外诊简摩·形诊络脉形色类》。

"络解篇"曰："络有二说：一经脉之分支者，以其能从此经络于彼经也，在三阳之部曰阳络，在三阴之部曰阴络；一脏腑之膜与系也。膜能包络脏腑之体，系能连络脏腑于身，此皆之阴络。"周学海明确了络的含义，指出络既包括了经脉分支，也包括包络脏腑之膜和连接脏腑的系膜。并以观察络脉形态色泽的异常表现为辨证论治提供依据。

（1）络脉形态

周学海辑录《灵枢》《素问》原文，以说明诊察络脉，当观察络脉形态、色泽，明确阴络阳络色之不同。经络虚实、气血盛衰、病有浮沉、脏腑失调等皆可使络脉形态、色泽发生变化。"络解篇"论及诊察经脉、络脉的部位说："寸口候经，所谓经不可见，其虚实以气口知之也。尺肤候络，所谓脾之部也。"对于经脉、络脉的虚实，又可从滑利、涩滞诊之。"虚实无定形，因物类以为推，如其物本涩者，即以得其涩为实，失其涩为虚矣。人之五脏骨肉本滑利，故不失其滑利者，可以久长。"

"络形篇"细分有三：经络俱实者，则脉实则满而急，络实则膪起而缓；五脏骨肉滑利为从，涩滞为逆。络虚经实者，则脉口热而尺肤寒；秋冬为逆，春夏为从。经虚络实者，尺肤热满而脉口寒涩；春夏死，秋冬生。

（2）络脉色泽

络脉颜色之所以会发生变化，盖因"络色之变，皆由血生"。"络解篇"曰："青黑皆血寒而瘀，而有浅深之辨；黄赤皆血热而沸，而有燥湿之殊。白者血少之甚也，黄兼赤者为湿热，兼白兼青为湿寒，青黑兼赤者为寒热相捕，赤多为紫，是热极而涌聚于此，又有毒也。纯青纯黑，推之不动，血已死也，神昏不知人。血脉通于心，若络色或赤或黑，而腹内作痛，神气清明者，此病在小肠及脉络中也。若狂躁者，血热攻及心包也。若昏迷不醒者，血寒而瘀甚矣，全不知人，即死。"

（二）色诊

1. 创面部分位图

颜面部乃脏腑气血之外荣，又为经脉之所聚。十二经脉之气血或直接或间接通于颜面，五脏六腑在面部皆有其相应色诊部位，周学海辑录《黄帝内经》原文阐明面部内应脏腑外应肢节，故而诊察颜面，可知五脏六腑气血盛衰。

周学海创面部脏腑肢节分位图，将面部纵向为九纵，配以文字标记出脏腑肢节所应部位，面部分区一目了然，便于理解。

依据《形色外诊简摩·色诊面色总义·面部脏腑肢节分位图说篇》：面部当分九行，正中一行，左右各四行。综观其位，五脏次于中央，而肾居膀胱下。六腑夹其两侧，胃居脾上，肢节又居六腑之外。

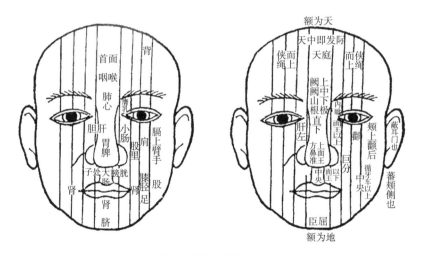

图1　面部分布图

如图 1 所示：

正中一行：为天庭（前额），为阙上（两眉间之上），为阙中（两眉之间），为下极（两目之间），为方上（鼻准两旁的鼻隧），为面王（鼻准之端，即鼻头），为人中，为承浆，为下颏。自上而下，以候咽喉、肺、心、胆肝、胃、脾、大肠、肾、脐。

左右各四行：其侧当内眦以下，为目内眦，为面王以上，为面王以下。

以候膺乳、小肠、膀胱。

次侧当目睛以下，为巨分（口吻旁和颊车前肉之空软处），为颐口角。以候股里、两肾。

次侧当颧以下，为颧，为颊中央。以候背、肩、膝、胫、足。

次侧当颧后耳前，为颧后（即颧后横骨），为循牙车以下。以候膈、上臂、手、股。

在面部之外，为蔽（耳门），为蕃（颊侧）。

2. 气化神明

周学海认为，诊察色诊的关键，在于气化神明。神色是脏腑气血盛衰的外露征象。气血旺盛，则色有神，光泽明润，反之则枯槁无光。

《形色外诊简摩·色诊面色总义·面部脏腑肢节分位图说篇》曰："面部之内应脏腑也，有以筋所结，有以脉所过，有以气化所通，有以神明所发。盖气化之事也。""若内眦膀胱，外眦小肠，上唇人中大肠，下唇环口胃，耳前后耳中三焦、胆，则脉络之事也。目上纲太阳，下纲阳明，鼻足太阳，耳中手太阳，头右角足少阳，左角手阳明，则筋络之事也。舌心，耳肾，鼻肺，唇脾，目肝，眉胆，则神明之事也。病在筋者，视筋络之部；病在脉者，视脉络之部；病在气化者，视气化之部；病在神明者，视神明之部，知此则分部之法虽各不同，而皆各适其用矣。"

五脏气化神明之正位，《形色外诊简摩·色诊面色总义·面部脏腑肢节分位图说篇》曰："额心，鼻脾，颐肾，左颊肝，右颊肺，此高下左右，以应五脏气化之正位也。"

脏腑气化之旁溢，《形色外诊简摩·色诊面色总义·面部脏腑肢节分位图说篇》曰："面色皆属于心，两目四维皆属于肝，两颊皆属于肺，唇四白皆属于脾，两颧两耳叶皆属于肾，颊车皆属大肠，舌下两窍皆属胆，又属肾，此旁见侧出，以应脏腑气化之旁溢也。"

气化之所通，《形色外诊简摩·色诊面色总义·面部脏腑肢节分位图说篇》曰："目分五脏者，目虽主肝而出于脑，脑受五脏之精也。舌分五脏者，舌虽主心而本于胃，胃为脏腑之海也，此皆气化之所通也。"

神明，《形色外诊简摩·色诊面色总义·面部脏腑肢节分位图说篇》曰："神明者，性情之有知觉者也，如耳能知音也，目能知色也，鼻能知臭也，口能知味也，舌能出音也，此皆有五脏知觉以主之，而非外窍所能为也，故曰神明所发也。"

气化神明理论应用于色诊，即通过观察五脏气化之正位、脏腑气化之旁溢、气化所通之官窍，以及形体官窍的运动等，分析病情。病在气化，则视气化之部，病在神明，则视神明之部。气化病变重在观察所应部位的色泽变化，神明病变则重在观察形体官窍、感觉运动功能是否异常。如周学海所言："病在筋失其形，病在脉失其形，或失其色，病在气化失其色，病在神明失其知觉功用也。能通此者，即观于面，而知筋络脏腑受病之浅深，所谓洞见五脏症痼也，可称神良矣。"

（三）目诊

见于周学海《形色外诊简摩·色诊目色应病类》辑录《黄帝内经》《医说》《医原》、杨仁斋、夏禹铸等之论述。

目为肝之窍，心之使。五脏六腑之精气皆上注于目。中医学有五轮学说，将目按不同部位分属于不同脏腑。即瞳仁属肾，黑睛属肝，目眦及血络属心，白睛属肺，眼睑属脾。周氏辑录《黄帝内经》《医说》《医原》原文及摘取杨仁斋、夏禹铸等论述目诊的相关内容，阐述目部内应脏腑部位和目胞、目睛形色应证。

临证中，周学海发现："小儿目胞微肿者，常也，以其乳食、胃中湿气当盛也。若肿甚者，中有停滞也。壮年目胞肿不退者，是生而脾气不足，常受肝制，其人多怒而少寿。"（《形色外诊简摩·色诊目色应病类·目胞形

色应证篇》)

（四）舌诊

出自《形色外诊简摩·色诊舌色应病类》。

舌乃五窍之一，虽为局部器官，但与内脏气血有密切联系。心在窍为舌，脾主肉。周学海辑录《黄帝内经》原文，阐明舌的肌肉为脾胃所主，血脉为心脏所主。五脏六腑通过经络、经筋可直接或间接与舌相连。根据历代古籍文献，舌面可划分为不同区域，分别对应不同脏腑，即舌尖应心肺，舌边应肝胆，舌中应脾胃，舌根应肾。舌之望诊，以望舌质、舌苔为主。

1. 辨舌质舌苔

周学海发现，前人不分舌质舌苔，二者混为一谈。为警示后人，特述此篇，以辨舌质舌苔。

（1）舌苔主六腑 舌质主五脏

"舌质舌苔辨"论及舌质舌苔与脏腑的关系，曰："夫舌为心窍，其伸缩展转，则筋之所为，肝之用也。其尖上红粒细于粟者，心气夹命门真火而鼓起者也。其正面白色软刺如毫毛者，肺气挟命门真火而生出者也。至于苔，乃胃气之所熏蒸，五脏皆禀气于胃，故可借以诊五脏之寒热虚实也。若推其专义，必当以舌苔主六腑，以舌质主五脏。"故舌苔主六腑，舌质主五脏。

进而，论及舌质舌苔诊察方法，曰："舌苔可刮而去者，气分之事，属于六腑；不可刮，即渐侵血分，内连于脏矣。舌质有变，全属血分与五脏之事。前人书中有所谓舌苔当分有地无地者，地即苔之里层，不可刮去者也，亦无与于舌之质也。"

（2）察舌苔以诊虚实 察舌质以候吉凶

正常舌象为淡红舌，薄白苔。舌苔乃水谷之气上聚舌面而形成，正常舌苔薄白均匀。

观察舌象，可提示脏腑气血虚实、疾病预后吉凶。"舌质舌苔辨"曰："舌苔无论何色，皆属易治。舌质既变，即当察其色之死活。活者，细察柢里，隐隐犹见红活，此不过血气之有阻滞，非脏气之败坏也。死者，柢里全变，干晦枯萎，毫无生气，是脏气不至矣，所谓真脏之色也。故治病必察舌苔，而察病之吉凶，则关乎舌质也。"

（3）舌诊案例

举滑遗、胃气痛二案加以说明（见"舌质舌苔辨"篇）。

滑遗　尝见人无他苦，但苦常滑遗，视其舌，中心如钱大，光滑无苔，其色淡紫。

气痛　患胃气痛者，其舌质常见通体隐隐蓝色。此皆痰血阻于胃与包络之脉中，使真气不能上潮，故光滑不起软刺，是血因寒而瘀也。通体隐蓝，是浊血满布于细络。

2. 辨舌苔有根无根

有根苔，亦称真苔；无根苔，亦称假苔。"舌苔有根无根辨"曰："苔之有根者，其薄苔必匀匀铺开，紧贴舌面之上，其浓苔必四围有薄苔辅之，亦紧贴舌上，似从舌里生出，方为有根。若浓苔一片，四围洁净如截，颇似别以一物涂在舌上，不是舌上所自生者，是无根也。"

假苔出现，说明胃气匮乏，不能上荣于舌，新苔无以续，病情危重。"舌苔有根无根辨"言假苔："此必久病，先有胃气而生苔，继乃胃气告匮，不能接生新苔，而旧苔仅浮于舌面，不能与舌中之气相通，即胃肾之气，不能上潮以通于舌也。骤因误服凉药伤阳，热药伤阴，乍见此象者，急救之犹或可复。若病势缠绵日久，渐见此象，真气已索，无能为矣。常见寒湿内盛之病，舌根一块白浓苔，如久经水浸之形，急用温里，此苔顿退，复生新薄苔，即为生机。又常见病困将死之人，舌心一块浓苔，灰黄滞黯，四面无辅，此阴阳两竭，舌质已枯，本应无苔，而犹有此者，或病中胃强能食，五脏先败，而胃气后竭也。或多服人参，无根虚阳结于胸中，不得遽散，其余焰上蒸，故生此恶苔，甚或气绝之后半日胸中犹热，气口脉犹动也。"

此外，周学海通过辑录前人舌苔辨证的理论，对伤寒、温病、杂病的诊断、治疗、控制传变、判断预后都有重要指导意义。

（五）色诊杂法类

出自《形色外诊简摩·色诊杂法类》辑录《黄帝内经》《脉经》及众家。

周学海依据文献记载及临证经验，在《形色外诊简摩·色诊杂法类》后半部分补充望毛发、望鼻、望人中、望唇、望齿、望耳、望爪甲等临证易被忽略的望诊内容，以全望诊。

如"诊人中法"："人中内应脾胃，下应膀胱子户。凡人胃中与前阴，病湿热腐烂，或瘀血凝积作痛者，往往人中见赤颗小粟疮，或常见黑斑，如烟煤晦暗者，知其气络有相应也。"

"诊唇法"："凡腹痛喜渴，面有白斑如钱大，或唇色淡白，而中有红点者，其为肠胃有虫啮血无疑矣。""近日吸洋烟者，唇色多紫黯，以其胃中血气浊恶也，所以然者，肺气不清，而燥化胜也。"

"诊爪甲法"：周学海创造指压观察法，即医者以指按压病人指甲进行动态观察。如"爪下之血色，亦与面色同法，按之不散，与散而久不复聚者，血死之征也"，与现代按压指甲观察微循环的方法比较接近。并且，可以诊察津液盈亏，如"爪内应筋，爪之枯润，可以占津液之虚实也"。

二、脉诊

脉诊是中医的特色诊法，在中医学中占有重要的位置。脉是人体阴阳、脏腑、气血的外在表现，通过脉象可以了解人体内部气血阴阳的盛衰、脏腑功能的失调、经络的通利等，从而为中医诊病辨证提供重要依据。

脉诊虽然重要，但脉诊之术确是至难不易。古云：心中易了，指下难明。又微如窥深渊而迎浮云，诊之道不诚难矣哉？历代医家多有论述。古有岐黄、扁鹊，汉有仲景，晋有叔和，诸多言教，可为经纬，但脉理深奥难窥，经研不易，后世又填各代医家论辩经意，窥察圣教，至明清时，已经繁杂，但其中真伪殊劣难辨，惑人学眼，有愈论愈晦之势。

《清史列传》有云："周学海……潜心医学，论脉尤详。著《脉义简摩》《脉简补义》《诊家直诀》《辨脉平脉章句》，引申旧说，参以实验，多心得之言……"周学海博览群书，集合众家之言，并且通过多年临证，深有心得，尤善脉学，集各家之长，著脉学四书，对切脉、脉象、主病等阐述甚详。并提出以位、数、形、势、微、甚、兼、独八项作为辨脉纲领。其中先明其理，再言其详。明其理者，引经据典，发挥其意指，明辨是非曲直，其中对诊脉的部位、时间、姿势、指法及脉学理论进行了阐述。言其详者，辩诸家之言，谈脉证之变化，撰临证之经验。此脉学四书内容丰富，理法兼具，诚可为后学者研读。

（一）脉诊总纲

1. 论诊脉部位

脉诊是医生切按患者体表脉动处以诊察疾病的方法，取脉部位，经典中多有不同。周学海在《脉义简摩》中论及脉诊历代沿革，独取寸口已经成为应用最广泛的脉诊方法，故取脉部位，以寸口诊法为主。

众所周知，《黄帝内经》中的脉诊方法有很多，有遍及全身的三部九候诊法，有兼取寸口、人迎的诊法，也有寸口诊法。但周学海认为，真正将寸口诊法发挥、推广的还是扁鹊。"此越人发明《内经》诊脉之正法也"。《难经》与《黄帝内经》一脉相承，相互融通，皆是正典。"后世或议越人独取寸口之法，为违《内经》之旨，亦未之思也""脉要精微论，略见此义，而未言明者，盖当时相习。以为常法，不待缕叙，而又其时，重在针刺，故著三部九候论，以人身分上、中、下三部，每部分天、地、人三候，以明针刺查病取穴之法，非以明诊脉之法也。后世乃执此以抵越人"。后人以《黄帝内经》中的三部九候来评难扁鹊在难经中所说的寸口诊法的三部九候，认为扁鹊窜改《黄帝内经》，是没有真正懂得《黄帝内经》中的文意及思想。"试思《内经》察脉决病，用'三部九候论'之法者有几耶？况人迎、跗阳、太溪要脉之必诊者也。而不列于其中，抑又何耶？"

因此，周学海所论寸口三部诊法之部位、原由、尺寸等，皆引《黄帝内经》《难经》《脉经》等经之论述，循于经典，故不赘述。

2. 论诊脉方法

诊脉的方法，有察时、姿势、平息、指法等，是临床诊脉操作的方法。周学海关于诊脉方法的论述，主要集中在《脉义简摩》和《重订诊家直诀》中。其中《脉义简摩》多为经典之言，分为早宴、平臂、布指、平息、举按寻推，分别引自经文来记述诊脉的时间、姿势、指法及平息等诊脉中的规范操作。

（1）时间

在取脉时间上，周学海引用《素问·脉要精微论》加以说明。"黄帝曰：夫诊脉常以平旦，何也？岐伯曰：平旦者，阴气未动，阳气未散，饮食未进，经脉未盛，络脉调匀，血气未乱，故乃可诊有过之脉。切脉动静，而视精明，察五色，以观五脏之有余不足，六腑之强弱，形之盛衰，以此参伍，决死生之分。"又发挥此说："凡诊平人之脉。常以平旦。若诊病脉，则不以昼夜。""《灵枢·终始》曰：乘车来者，卧而休之，如食顷，乃刺之。出行来者，坐而休之，如行十里顷，乃刺之。此亦通于诊法也。"平旦是诊脉的好时间，但是不能拘泥于此，对于正常人，没有疾病的人来说是可以的，如果是有病的患者则不能以白天还是黑天判断是否诊脉。如果患者远来就医，应当适时让患者先行休息，待一定时间，气血平和后方可诊脉，各种诊治之法都应当如此。

（2）姿势

诊脉的姿势，周学海引《医存》之说，不可侧卧，侧卧则手臂被压则血脉不行；不可使手扭转，扭转则血脉流行不利；不能手臂太高或太低，否则气血或上或下有失真谛。诊脉时患者身体不可随意活动，会导致气血流行发生改变。故应当正坐而仰掌，如重病之患者不能坐起，则选择正卧位，直腕而仰掌，乃可诊脉。

（3）平息

平息是古代中医诊脉调息安神、判断脉数的方法。举按寻推是中医诊脉的常用取脉手法。周学海在《脉义简摩》"平息"和"举按寻推"列举经典及前人论著，和而成篇，因多是前人之言，这里不再繁述。

（4）指法

指法是医生诊脉时布指、调指及取脉所应用的方法。周学海在《脉义简摩·布指》和《重订诊家直决·指法总义》两篇中论述较多，其中"布指"篇中多为经典与他人之言，周学海的临证心得多在"指法总义"篇中。

"诊脉之指法，见于经论者，曰举、曰按、曰寻、曰推、曰初持、曰久按、曰单持、曰总按"。诊脉的指法载于经典，概括为举、按、寻、推、初持、久按、单持、总按八法。

"无求子消息七法。曰上竟、下竟，曰内推、外推，曰浮按、中按、沉按"。后无求子又有七种指法用于诊脉，称为消息七法。分别为上竟、下竟、内推、外推、浮按、中按、沉按。此七法与经中八法并无大不同。

更有"侧指法，挽指法，辗转指法，俯仰指法，举而复按，按而复举，是操纵指法，若是者，皆有旧论可考也"。除此之外，后更有所谓侧指法、挽指法、辗转指法、俯仰指法、举而复按、按而复举等，但这些不是经论所载，就是换以名称之旧论考据。至于周学海之功，则称为移指法、直压指法。"至于私心所创获，与得诸益友所训示者，则又有移指法，直压指法"。

周学海常言，脉有四科，即"位、数、形、势"。指法也从当从之而论。"指法即由此而辨，曰举按，以诊高深也；曰上下，以诊长短也；曰寻推，以诊皮广狭厚薄曲直也；曰初持久按，以诊迟数滑濇止代也；曰单持总按，以诊去来断续也"。举按之法用来诊察脉象的深浅，上与下用来诊察脉象的长与短，推按寻找用来诊察脉体宽窄与厚薄，初按和久按以诊脉来的迟数、滑涩与结代。单按和总按用来诊脉的连续与否。此是周学海将"位、数、形、势"与指法运用融会贯通，使运指调指有所方向。至于周学海自创之法"直压法"，则类似小儿科之"一指定三关"之法，其自述"后乃自创一指直压之法，以食指直压三关，而真象并露矣"。此法用于三关之间隙不能揣度之时。

3. 论脉象要素

现代教材中关于脉象要素的讲解，大多会引用周学海关于位、数、形、势的理论。周学海论脉最详是在《重订诊家直诀·位数形势》和《脉简补义》，为周学海之脉学一大特色。前人论脉，有二十七脉、二十八脉、三十脉等名目。周学海集各家学说，提要钩玄，概要为"位、数、形、势、微、甚、兼、独"八字诊脉纲要，以博返约，言简意赅。其中"位、数、形、势"为正脉之提纲，称"脉之四科"；"微、甚、兼、独"为变脉之提纲，为"体察形势之权衡"。

（1）位数形势

周学海以位、数、形、势作为诊脉的纲领。"位、数、形、势者，正脉之提纲也"。其中，位、数者，论之诊之，较易；形、势者，论之诊之，较难。

位，包括两种意义，一指寸关尺，二指浮中沉，两者同属脉位。故曰："位即三部九候也，或在寸，或在尺，或在浮，或在沉。"

数，是单位时间内脉的至数，即脉率。数脉、滑脉、促脉至数皆多，同属数脉类；迟脉、涩脉、结脉至数皆少，同属迟脉类；屋漏、雀啄、虾游、鱼翔等脉也都属于脉数一类。故曰："数以纪其多寡也，数与滑促，其数皆多。迟与涩结，其数皆少，即屋漏雀啄，虾游鱼翔。举该于数之类也。"

形与势，两者有共同之处，但又各有所征。形，多指静态下的脉象，为血、为阴。势，为气势，是指下的动态反应，为气、为阳；此两者之不同之处。"至于形势，分见互见，各有妙蕴。挺亘于指下而静乾者，形也，血之端倪也。起伏于指下而动者，势也，气之征兆也"。又引《内经》曰：浑浑革革，至如涌泉。又曰：脉至如火薪然。《脉经》曰：三部脉如釜中汤沸，此血不唯气，势之独见者也。《内经》曰：其肝脉至，如循刀刃责责然。真心脉至，如循薏苡子累累然。此气不运血。形之独见者也。故形势分见者，皆气血偏绝之死脉也。"说明形、势又是不可分离的，一旦分见都是有气无血或有血无气的死脉，言病之危重之时才可见之脉象，已经甚难为医。

"若在平人，无不气血相融，形势相洽者。然气血稍病，即于相融相洽之中，不无彼此胜负之致，尤不可以不辨"。如果是无病之人，一定是气血相和，脉形与脉势相融洽。如果气血开始出现偏失，会在脉形与脉势原本融洽的基础上出现一方或强或弱的表现，可以作为诊脉辨病的依据。

周学海又对脉形与脉势加以联系。脉形与脉势皆盛者为动脉，为大脉。脉势稍弱为弦脉，为紧脉。脉势甚弱则为细脉，为芤脉。同样，脉形弱而脉势强则是洪脉、滑脉。脉形弱脉势不很强，则是濡脉、弱脉。脉势非常之弱稍胜脉形则是散脉、微脉。"如形劲于外者，气悍于中，是动与大也。气不堪悍，是弦与紧也。若气甚歉则为细矣，为芤矣，形微胜于气者此也。如形弱于外者，气悍于中，是洪与滑也。气不堪悍，是濡与弱也。若气甚歉，则为散矣，为微矣，气微胜于形者此也"。可见，脉形脉势在临证时应当相互考量，彼此盛衰之中可探病之为患。各种脉象之变化都是气血相互作用的结果。

论及脉势，周学海以环判病的诊脉经验，其上下、来去、浮沉首尾相顾以成一环，如环形坏则为病象；言钩脉来盛去衰，不能如环失却一面；燥病之象两边俱在，但为直折，不能为环。"至于察脉之势，非但察其来去之盛衰也，必且来去之间，循环相续，自沈从容上浮，自浮从容下沉，其情如环，无骤折之迹。尝见有一种脉，其来也有顷而一掣，其去也有顷而一掣，一息亦不过四五至，未尝数于常脉，而指下鹘突，无容与迴环之度，此为津虚血热，气燥而旋转不利也，《内经》谓之躁脉。故夏脉如钩者，以其来盛去衰，不能如环之圆，钩即环之缺其一面者也，躁则来去如一，并无所缺，而骤来骤去，不为圆转，而为直折"。周学海引先圣之言而证之。"盖扁鹊所谓其至跳者。《内经》又谓脉之动也，阳气前至，阴气后至，是又于脉气方动之顷，分别前后，以察阴阳之微机。于是《难经》有：前大后小，头痛目眩，前小后大，胸满短气之论。仲景有：脉来头小本大，其病在表之谈，后人有动前脉盛气有余，脉衰气不足，应后脉盛血有余，脉衰血不足之辨，是皆剖析微芒，脉学之上乘诊家之慧业"。

（2）微甚兼独

"微、甚、兼、独"为变脉之提纲，故亦为《重订诊家直诀》卷上之题目，详加论述。

微、甚者，主要体察形势，权衡轻重。"凡物之轻重也，非特极轻、极重之并处也，必有微轻、微重者介乎其间，故微甚不可不知也"。事物除非极特殊的情况下，有极轻或极重的表现，一般的情况，多介乎或轻或重之间，所以微与甚不可不知。"第脉有以微见为善者，有以甚见为善者，固不尽微即皆轻，甚即皆重也"。脉有以微弱表现为病轻向善的时候，也有以有力表现为病轻向善的时候，故不是所有的脉象轻微都是病轻的表现，也不是所有脉象甚都是病重的表现。

兼、独者，脉象兼见，脉象独见之谓。"万象之变化无定也，形形色色，举在分分合合之中，故有一象而兼数象者，直须辨明主客，知其孰为正象，孰兼象气，庶几施治用药之轻重，乃有所准矣"。万物变化非常复杂，形形色色各不相同，都是在相互糅杂里，脉象亦如此。一种脉象与其他脉象相兼出现，但需要辨明孰是主象，孰是兼象，才能使用药准确。"夫所谓主客者，脏腑之病气，皆各有主脉，如肝脏与风气之病，其脉皆弦。心脏与热气之病，其脉皆洪。若其间有夹痰、夹食、夹血、夹虚之异，即其脉之所见，必有兼象，所谓客也，是故脉无单见。"主脉，是指脏腑之相应的疾病各有主要的相应脉象，如肝病与风病见弦脉，心病与热病见洪脉；客脉，是指与其他邪气、疾病相杂，则一定会有相兼的脉象出现。临证的脉象大多不会单独出现，因为疾病多是相杂在一起出现的。"古人立二十八脉，亦不过悬拟其象，以明大纲，使学者有所据，以为讲明之地，讲明乎五脏六气之主脉，斯知脏脉之变有万，无非各主脏之脉所互乘也。病脉之变有万，无非各主病之脉所互乘也，倘执着而不知会通，纸上之象，几无一合于指下之象，指下之象，更无一合于纸上之象矣，开卷了然，临诊茫然，是何为者"？

周学海认为，古人定二十八种脉象只不过是为大家举例说明，点明提纲，使后学有所依据，知道五脏、六气的特征性脉象，也就是主脉。但应该知道脏腑脉象的变化很多，但都是各个脏腑之间脉象相互兼见而成的。临证病脉的表现更多，但都是各种疾病脉象相互兼见而成。如果不能知道其中变化应用，只是纸上谈兵，则书上的脉象没有一个会和临证时如出一辙，同样，临证时的脉象与脉书上的也不会是完全一样。这就是"心中易了，指下难明"。

周学海非常重视学习时候的深入剖析，而对于只是拘泥书上的文字，衷于名称不能变化的人，即使将书上的脉象再增加数百页，不足以解决临证时脉象的万千变化，所以很难学到真正本领。如本篇最后之总结说："故学者总须先求其分，再求其合。分者苟能剖析微芒，则其合者，特分者为之参错耳，若起手不知探原，拘泥文字，逐末忘本，即将脉名增为百数，亦不足以尽天下之变矣，恐终身无见真之日也。"

（3）脉象剖析

周学海的《重订诊家直诀·位数形势》和《脉简补义》，有大段篇幅言及具体临证脉之表现如何，剖析甚详，多有临证之心得，可为后学多多玩味，是脉学中难得之经验。

紧脉之象　见于气血为寒所困之证，此不需多论；脉四旁有无数细管，实是经验之事，今若断此，当是脉气舒展与收敛之义。"何者？脉之正管，其四旁必有无数微丝细管，以达其气于肌肉，所谓腠理也。若寒盛而阳气不敌，则微丝细管先为寒束，脉气之来，不能旁溢，此即紧脉之象也"。

芤脉之象　芤脉浮大中空，如按葱管。其轻手按之，既得脉体，稍加用力管内反空，无有抗力。此中虚，脉形虽厚，但气血已弱。周学海引证李士材论芤脉有云："其状加按慈葱，以指浮候之，着上面之葱皮。中候之，正当葱之中空处。沉候之，又着下面之葱皮矣。此非独芤脉之诊也，脉管本自如此，但有时紧时松，时盛时实之异，芤脉中虚，遂易显耳。芤脉属浮，只动于上面之皮，其下面之皮不动也，此脉形虽厚，脉气自薄也，势有来去，有起伏，形有中边，有底面。"

脉形脉气　"更有脾肺中气不足，不能充于脉中，往往脉形挺然指下，而气来如线，从脉中驰过，既不能撑宽，更不能起伏矣，此脉形虽粗，脉气自细也。更有中焦痰饮停结，其湿热浊气，上蒸肺中，肺气不能清肃，脉管为之䐜荒，挺然指下，而中气为痰饮格拒，不能畅达，其来如绵，过于指下，既不能撑宽，亦不能起伏矣，此脉形虽硬，脉气自软也，此非脉管自硬，乃浊气壅塞使然，是动脉之中，有推荡不动之气也"。如果是脾肺气虚，而导致脉体失于充盈，脉往往表现为管壁坚硬而起伏很弱，脉体虽粗但其气弱。更有中焦痰饮内停，湿邪上蒸于肺，脉管胀满，挺然指下，但是气为痰阻不能宣畅而起伏甚弱，这种病证，脉虽硬但是为邪气所盈，而正气弱不能推动所以起伏势微。

（二）脉象各论
1. 论二十四象会通

二十八脉是临证时较为常见的二十八种病脉，也是对临证病脉的一种归纳总结，是初学者要重点学习掌握的脉象。对病脉的种类历代医家记述并不相同，《脉经》记载为二十四部脉象，《濒湖脉学》记载为二十七部脉象。病脉并非只有二十八部，历代医家所总结的二十八部脉象更多是提纲挈领的作用，为后学标明经纬，使学习和临证时有所凭据。对二十八部病脉并不仅要熟背，更要剖析道理，深研其意，只有这样才能在临证时灵活运用，随证变化，不被词句所限。周学海在《脉义简摩·卷四主病类》中分别引用"陈修园二十八脉纲目"和"郭元峰二十八脉集说"，集中说明二十八脉特征、变化及关系。后又在《脉义简摩·卷五主病类》引

《诊宗三昧》《脉如》《景岳全书》等对相类脉象加以鉴别，说其异同。周学海本人最具代表性的关于各种脉象的对比研究，则是在《重订诊家直诀·二十四象会通》中所论。

《重订诊家直诀·二十四象会通》中，阐发二十四脉之脉法脉理及其诊病，并加以综合归纳。二十四脉之中，皆两两相对而言，如浮沉、迟数、强弱、刚柔、滑涩、断续、长短、高深、厚薄、宽窄、敛散、粗细。

（1）浮沉

脉的浮与沉，是阴阳运动产生的，阳气应降不降则脉浮，阴气应升不升则脉沉。此对学人易混淆之在浮在沉与能浮能沉之概念加以说明，以悟后学。故曰："浮沉，以诊气之升降也，阳不能降，则脉见于浮，阴不能升，则脉见于沉，前人每以脉之在浮在沉，与脉之能浮能沉相混，能浮能沉乃高深之义也。"

（2）迟数

脉之迟与数，是对应人体气的躁动与安静。气躁动者可以因热、因燥，静者可因寒、因虚，两者又皆可因郁滞不通而见。故曰："迟数，以诊气之躁静也，躁有因热，有因燥，静有因寒，有因虚，而皆有因郁。按《内经》：手躁足静，与迟数不同，手经之道近，其气至也迫，足经之道远，其气至也缓，故有躁静之殊也。然先至者不能先去，必待后至者去，而始能与之俱去，故无迟数之异也。"

（3）强弱

脉的强与弱，是指脉势的盛衰，有力量的为强，无力量的为弱。此中之意义与前人所言脉之软硬不同，应详加区分。脉形之软硬在下面刚柔中提及。故曰："强弱，以诊势之盛衰也，应指有力谓之强，无力谓之弱，前人每以脉形之软硬，与脉势之盛衰相混，《内经》凡言脉之大小，多指动势之盛衰也。"

（4）刚柔

脉象之刚与柔，即脉的软硬。形软有因血虚者，有因湿热者。形硬的则是血实或有风寒所至，这也是《内经》中所说的缓急。故曰："刚柔，以诊形之软硬也，形软有因血虚，有因湿热，形硬有因血实，有因风寒，此即内经之所谓缓急也。"

（5）滑涩

脉的滑与涩，对应形体之枯润。脉滑是血有余的表现，相反脉涩是血不足的表现。血由气推动运行，气血以津液为载体，故滑涩也可以诊气之盛衰、津液之荣枯。《内经》一言以蔽之："滑为阴有余，涩为阳有余。"周学海论曰："滑涩，以诊形之枯润也，血有余则脉滑，血不足则脉濇，然血由气行，故亦可征气之盛衰云，气血必有津已载之，始能推行滑利，故内经以滑为阴有余，濇为阳有余，阴即津液也。"

（6）断续

脉的断与续可诊人体气血的通塞盛衰。其有两种意义，一是脉形上的续断，常指脉的长与短；二是脉动上的续断，常见为脉的促、结、涩、代等。此专指脉动方面的断续，如果应指有力、有神是气血通塞运行的问题。如果无力、无神，则是气血盛衰的问题。断，即脉来去不均，叁伍不调；续，脉来去调匀，五十动也不出现停顿。故曰："断续，以诊气血之通塞盛衰也，有形之断续，长短是也，有动之断续，促结濇代是也，此条专言动之断续，应指有力有神，属于通塞，无力无神，关于盛衰，亦有无力而有神者，微衰而兼塞也，来去停匀，五十不代，谓之续，参伍不调，有来有去，谓之断。其败也，虾游、鱼翔、屋漏、雀啄，塞者血塞也，衰者气衰也，败者气血俱败也。"

（7）长短

脉的长与短，是诊气的郁畅。气运行的通畅，即使气弱也脉长；气运行的郁滞，即使气盛也短。所谓气的升降出入四门，出入为横向，升降为纵向。《内经》所言长则气治，短则气病是言其大概之意，不能一概而论。故曰："长短，以诊气之郁畅也，气畅则虽弱而亦长，气郁则虽强而亦短。按气有出入，有升降，出入横也，升降直也，风寒外束，气出不利，脉来弦紧，痰饮中结，气升不利，脉来厥厥如豆，是长短皆有气郁也，经曰：长则气治，短则气病，亦言其大概而已。"

（8）高深

脉之高深，前人甚少言之。周学海论脉之高深，用来诊气的呼吸，其与之前的脉之浮沉有待区别。故曰："高深，以诊气之嘘吸也，此指来去之远近，所谓息之深深，达之觉觉者，气之操纵也；浮沉是阴阳嘘嗡之已然，高深是阴阳嘘嗡之方然，一言气之所在，一言气之所至。"

（9）厚薄

脉之厚与薄，以诊血的多少。此指脉形，非脉位之浮沉。厚者，按之不断；薄者，按之即断。故曰："厚薄，以诊血之盈虚也，以形体言，非浮沉之谓也，故有浮而厚，有沉而薄，浮中沉三候俱有，按之不断，谓之厚。仅在一候，按之即断，谓之薄。"

（10）宽窄

脉的宽与窄，是诊气血的寒热与盈亏。气热、血实则宽；气寒、血虚则窄。故曰："宽窄，以诊气血之寒热盈虚也，气热则血涨，气寒则血消，血实则气充，血虚则气怯。"

（11）敛散

脉之敛与散，是诊气的寒与热。此与之前的宽窄不同，敛散指脉两侧的边际而言，宽窄指脉体之大小。敛散可以诊脉两边的清浊，如果气虽寒而血充足则脉宽并且边际清楚；气热但血不足，则脉体窄而边际不清。可见敛散不同于宽窄。又区别于前之刚柔，刚柔指脉的软硬度，而敛散指脉的紧张与松弛。血不足气寒者，脉软而紧；血有余气热者，脉虽硬却松弛。故曰："敛散，以诊气之寒热也，以两旁之边际言，非宽窄之谓也；宽窄指脉体之大小，敛散指脉边之清浊；故气寒血盈，宽而亦清；气热血虚，窄而亦浊；亦非刚柔之谓也，刚柔指脉体之硬软，敛散指脉迟之紧松；故血虚气寒，软而亦紧；血实气热，硬而亦松；脉中有脊，而两边浑浑不清也。"

（12）粗细

脉的粗与细，对应诊气血的寒热与盈虚。又宽又厚谓之粗，又窄又薄谓之细。故曰："粗细，以诊气血之寒热盈虚也，宽厚相搏谓之粗，窄薄相搏谓之细。"

周学海将临证常见脉之表现，分门别类对比说明，加入临证之心得，不同于前人二十八部脉象等诸论，谓："士材详于形状，景岳详于主病，石顽详于义理。"周学海集众家之长于一身，博识约取，会通二十四脉，为诸脉补真，议论明晰，颇多发挥。如果说"位、数、形、势、微、甚、兼、独"是提纲挈领，总领脉象，那"二十四象会通"就是细品八法，融入临证，以应临床诊脉之变化。其后所言"会通者，二十四象互相加乘，以求合于古脉而诊百病也"正是将前二十四象综合运用，对应前人之二十八脉之说，用此来诊临证之百病也。此处只引原文，不再详论，待学人自行细细玩味其中味道，便知其正是临证之手册。

"会通者，二十四象互相加乘，以求合于古脉，而诊百病也"此为周学海之功，补论前人之未论。

二十四象与现代脉象之比较，周学海会通之言与现代常见脉象之描述，先后写于其下，对比观之又有一番体会，可为后来学人临证诊脉之所依。

"浮薄而硬，革也。" 革脉浮而搏指，中空外坚，如按鼓皮。

"浮薄而耎，芤也。" 芤脉浮大中空，如按葱管。

"浮厚而敛，弦也。"　　弦脉端直以长，如按琴弦，脉势较强而硬。

"浮薄而散，微也。"　　微脉脉形细小，脉势软弱，按之欲绝，若有
　　　　　　　　　　　　若无。

"长硬而敛，紧也。"　　紧脉脉势紧张有力，状如牵绳转索，坚搏抗指。

"短耎而散，濡也。"　　濡脉浮而形细势软，不任重按，重按不显。

"高而数，促也。"　　　促脉脉来数而时见以止，止无定数。

"深而迟，伏也。"　　　伏脉重手推筋按骨始得，甚则伏而不见。其脉位
　　　　　　　　　　　　较沉脉更深。

"短而刚强，动滑也。"动脉脉形如豆，滑数而短，厥厥动摇，关部
　　　　　　　　　　　　尤显。

"断而柔弱，结代也。"结脉，脉来缓而时见一止，止无定数。
　　　　　　　　　　　　代脉，脉来时止，止有定数，良久方来。

"长厚硬敛，弦牢也。"牢脉兼具沉、弦、实、大、长五脉之象，坚牢
　　　　　　　　　　　　不移。

"长厚柔散，洪缓也。"缓脉一息四至，来去缓怠，或脉形驰纵，缺乏足
　　　　　　　　　　　　够的紧张度。

周氏会通中各脉主病与今之论相较，列于其下。

"芤，血虚也。"　　　　芤脉主失血，伤阴。

"迟，气寒也。"　　　　迟脉主寒证，亦主阳明腑实证。

"伏，气闭也。"　　　　伏脉主厥证，痛极，邪闭。

"代、散，气脱也。"　　代脉主脏气衰微，亦主痛证，痹病，七情过激，
　　　　　　　　　　　　跌打损伤。散脉主元气离散，脏腑之气将绝。

"濡弱虚微、气血俱虚也。"濡脉主诸虚，又主湿。
　　　　　　　　　　　　弱脉主气血不足，阳虚。
　　　　　　　　　　　　微脉主气血大虚，阳气衰微。

2. 论临证诊脉技法

古人言脉常谓：易学难会，易了难明。其原因是脉理执书勤奋可以研读，条目可以日夜熟背，但是临证之决断，诊疗之凭据确不易学习，其中之心得体会甚是难以言表，非多年临证，细心体味，反复发掘方能体悟其中之微妙。周学海精研脉理，融会贯通，众中选精，合为"位、数、形、势、微、甚、兼、独"八法，使后人学脉能有所规矩，从繁入简。将临证取脉之微妙体会心得，写于"脉象丛说十条"为后学在临证时得以施展应用，以解心中易了，指下难明之困。此中大多为临证常见，但旧论少提之事。

（1）脉有两侧

"脉要精微论"曰："尺内两傍，则季肋也。尺外以候肾，尺里以候腹。中附上，左外以候肝，内以候膈；右外以候胃，内以候脾。上附上，右外以候肺，内以候胸中；左外以候心，内以候膻中"。王冰注此云："两傍，两尺外侧也。"而李中梓则认为："外二字，诸家皆说两侧，此必脉形扁阔，或有两条，否则于义不通矣。观易卦六爻，自下而上，上三爻为外卦，下三爻为内卦，则上下之为内外不昭然乎？故内者每部之后半部也，外者每部之前半部也。"

周学海认为，李中梓的论述非常新颖，但诊脉时确也有两侧诊法，而且不是李中梓指的扁阔与两条的这种情况。其云："凡指平按脉上，其形如此，及侧指内侧拍之，而其形如彼，及侧指外侧拍之，而其形又如彼矣。此可以脉之缓急滑涩察病之虚实寒热。"将手指平放在脉的正上方，体会其形状，然后再将手指向内侧按之，体会其形状如何，再将手指向外侧按之，体会其形状如何。如此可以诊脉之是缓是急、是滑是涩，可以诊病是虚是实、是寒是热。"内侧主里，外侧主表，祇可取以与正脉合参，不能专恃此以决病，亦不能如正脉之分二十八脉，各有主病也"。诊脉体的内侧可以诊里证，诊脉体的外侧可以诊表证，但是这种方法只可以作为正脉的参考，与正脉一起结合判断疾病，不能单凭此法来诊断疾病的性质，也不能像正脉那样分出对应二十八种脉象。周学海举例说明此理。其云："吾每诊正脉微弱，侧诊弦而兼滑，则知有痰饮矣。其微弱，乃气虚，又为痰饮所困耳。又如外侧见弦内侧见滑，便是表寒里热，与浮弦沉滑同断，余仿此。"周学海每当诊正脉之时，如果正脉微弱，而侧诊弦滑，凭借经验便知道是有痰饮的病证。因为其正脉微弱，说明患者气虚，侧诊弦滑，说明患者有痰饮，故诊断气虚之人为痰饮所困阻的虚实夹杂之证。又如，如果诊脉外侧见脉弦而诊脉内侧见脉滑，便知外有表寒，而内有里热，因为外侧为表，内侧为里，此证与前人所说浮取脉弦、沉取脉滑是同一病证的诊断。其余诸病诊脉，亦是同理。

（2）脉有内曲外曲

在"脉有内曲外曲"篇中，周学海通过临证经验揣摩，对脉体的曲直变化加以论述。首先引用《素问·脉要精微论》中的条文，说明何为内、外。所谓外，指的是脉体向外偏移，接近手阳明大肠经循行的一侧；所谓内，指的是脉体向内靠近接近手厥阴心包经循行的一侧。故《素问·脉要精微论》曰："推而外之，内而不外，有心腹积也；推而内之，外而不内，身有热也。所谓外者，脉外近臂前廉，手阳明大肠脉之部也；所为内者，脉内近大筋，手厥阴心包脉之部也。"其后，又举《素问·阴阳别论》和张石顽的例子论古今之癖。其云："阴阳别论曰：阴阳结斜，多阴少阳曰石水，少腹肿。向来注者，罔知斜曲之义。夫结者，坚而涩也；斜者，如弓之曲也。多阴少阳者，谓其斜之弓曲向内，近于少阴、而远于阳明也。石水、少腹肿，是为单腹胀，即心腹寒积之类也。张石顽诊赵明远曰：左手三部弦大而坚，从人迎斜内向寸，是为三阳经满溢，人阳维之脉也，当有颠仆不仁之虞。所谓斜内向寸者，必先外越，乃折而内向上寸也。三阳满溢，即《内经》身热之类也。"周学海认为，《素问·阴阳别论》中提到的斜，就是指的曲，既如弓之曲；其多阴少阳是阴邪重而阳不足。此处之斜，应当是脉体曲向内，贴近少阴而远离阳明。而之前注释《黄帝内经》的医家很少留意，也没说明斜是什么含义，更没有说明斜与曲的异同。

（3）脉有两歧三歧

周学海针对脉体有其他分支的情况进行论述。其云："凡人寸口之脉，本有三歧，而向无三动。三歧者：一由寸口直上白鱼也，一由寸口内入掌心也，一由寸口外上合谷也。"周学海认为，一般人在寸口的脉体原本可以有三条分支，但是这三条分支不会都如脉体进行搏动。这三条分支，一个是由寸口直接向上通于鱼际，另一个是由寸口向内通向掌心，再一个是由寸口向外通向合谷穴的方向。"其动也，或见其一，或见其二，未见有三脉全动者。独见一脉，其形多粗；兼见二脉，必然一大一细；倘两脉并大，当有风火上壅之患矣"。脉体搏动，可以见到一个分支搏动，也可以见到两个分支搏动的，但没有三个分支都搏动的临证情况。一支搏动独见的，其形状多是较粗的，两支搏动的，一定一大一小，如果两支都大应当是有风火热证上壅为患情况。

（4）脉有双线

周学海在脉诊临证的心得甚为细致，对于诊脉时出现的各种情况体察细微。既提出"脉有两歧三歧"，其后又提出脉有双线，并与之上的两歧三歧相区别。"双线与两歧不同，上卷'三关脉体考'已言之矣。双线必一大一细，未见有两线并大者，或细脉加于大脉之上，或细脉浮于大脉之下，或两脉平行，大居细外，细居大外"。所谓双线，一定一线大而一线细，没有见过两条线同样大小的；或者细的一支在大的一支上面，或者细的一支在大的一支下面；或者可以有两脉平行出现的时候，大在外而细在内，或细在外而大在外。结合临证举例说："尝诊寒湿脾败，下泻上喘，浮之细脉滑疾，重按大脉坚牢挺亘，无甚起伏，此虚阳外浮，死阴内结也。"由于寒湿而使脾气衰败之证，表现为下泻而上喘，气脉则可见两线之征，细支在上为滑疾之势，大支在下重按为坚牢挺直之状，并且没有起伏之势。此为虚阳外越，阴邪内结，阴阳不能相交而成之证。周学海经历诸多临证，认为通过两线脉的情况来判断表里疾病的证候特征，这个方法特别灵验。"故据此以辨表里，尤为显然而无遁者"。

（5）脉有动摇

周学海所说脉有动摇之象，是脉体本来自然的现象。并且，脉有动摇，不同的经脉在不同的月份表现亦不相同，因为不同经脉气血所旺的时间不同。周学海借扁鹊之言而论，指出："此所谓动摇，是脉之本象，非如紧脉之因病而见也。扁鹊曰：少阳之脉，动摇六分，正月、二月王；太阳之脉，动摇九分，三月、四月王；阳明之脉，动摇三分，甚至跳，五月、六月王；少阴之脉，动摇六分，七月、八月王；太阴之脉，动摇九分，九月、十月王；厥阴之脉，动摇三分，十一月、十二月王。此动摇之本于自然者。"

脉体动摇，为正常人的一种现象，所有人都会出现。"夫常脉之动摇，人人所共有，亦人人所必有"。究其原因，周学海认为，这是因为呼吸之气相互激荡而产生的，是人体正常的生理现象。脉体动摇，不同于紧脉的产生，紧脉是由于寒热相搏而产生的。"泰西有《审脉表》：凡脉之起，而将落未落旋转之际必有震撼之迹，此起之嘘力大盛，与吸力两相激荡之势也。若紧脉，热为寒束，其动摇即在脉势初起之始，乃热力与寒相搏，脉形挺亘，故动摇之势亦显，世遂以动摇专属之紧矣"。

（6）脉有头本

头者，先至之气阳也，本者，后至之气阴也。先至者，突搏击于指；后至者，横于指下。周学海对脉气阴阳、先后之至的论述说："《内经》曰：脉之动也，阳气前至，阴气后至。'辨脉'曰：脉来头小本大者，名曰覆，病在表也。上微头小者，则汗出；下微本大者，则为关格不通，不得尿。盖脉之来也，自筋骨之分而上于皮肤之际，乍击于指，引阳气之前至也，谓为头；即应与指，而脉尚未去，横度指下，此阴气之后至也，谓之本；有来之初势有力，而旋即衰弱，不见脉气之横趋者，此头大本本小也；有来之初势不甚有力，而旋即脉气涌涌续上者，此头小本大也。"临证之时，先后以辨，阴阳既定，随证即可断表里上下之疾患。脉来头小本大者，是病在表，因为阳不足，而阳主外，是邪气犯表阳气不得外达之意。上微头小者，则汗出，微者不足也，大虚也，此是阳不足，为表虚，所以自汗出。下微本大者，则为关格不通，下微则阴虚于下，是阴中之阴肾气微也，所以为关格，气不下至，则尿不得出。列举《脉如》言以证其义。《脉如》曰："动前脉盛，气有余；动前脉衰，气不足；应后脉盛，血有余；应后脉衰，血不足。此正与头本之义相发明也。故头本者，就脉来之际分前后，以别阴阳气血，非谓来为头，去为本也。旧说有指为寸尺，指为浮沉者，皆未合云"。先后之言，相互为证，临证之脉，正和此义。

（7）脉有俯仰

正常之人，脉应当寸脉稍浮，而尺脉稍沉，关居其中。诊脉之时，食指应当略轻，而无名指应当略重。所谓俯仰者，既不是如此，或者寸沉而尺浮，此为前俯后仰，或者寸相较正常更浮而尺相较正常更沉，此为前仰后俯。见于"平人之脉，寸浮尺沉，关脉在中。诊时食指略轻，名指略重，此常法也。若所谓俯仰者，或寸沉尺浮，是前俯后仰也；或寸更浮，尺更沉，是前仰后俯也。此三部之俯仰也。又有一部二部前后相为仰俯，此皆常有之事，业道者不可不知"。引证《脉经》，见此俯仰之脉多为阴阳二维经脉之病证。如"《脉经》曰：从少阴斜至太阳者，阴维也。尺沉寸浮。动若肌肉痹、僵仆、羊鸣、手足相引，甚者失音不能言。从少阳斜至厥阴者，阴维也。尺浮寸沉。动若癫痫、肌肉淫痹、汗出恶风，此前后俯仰之专脉也。二维有病，即见此脉"。但是，周学海认为，平时诊脉时此种俯仰之脉甚是常见，而多用此法来诊气的升降与强弱，并非必是阴阳二维之患。并有扁鹊之言为证。"其实寻常诊脉，多用此法，以审气之升降强弱，奚必二维耶？又《脉经》：阴阳结斜，多阴少阳，前仰后附，浮少沉多，所谓肝肾并沉，为石水也。扁鹊曰：不俯不仰，不低不昂，此为平脉。此俯仰二字所本也"。

（8）脉有散漫无边

血行脉中，外有约束，此是脉之所成。脉无所约束，则无以成脉。脉书多以脉见散者，为病重，亦称死证。周学海在此处发挥，平生临证之时，特有见人脉体散无边际，但竟而不病之事。此种脉象多见于关，亦有于寸，但从无尺见。后学当于此留意，不可皆做散脉而论。"脉体所以常直者，以有管束之也，无管则不成脉矣。故书以为脉而见散，其人必死，为其气不充也。乃寻究生平所诊，竟有生而脉体散漫、似其气充管中，又溢管外，不见边际者。此脉多见于关，亦有见于寸，独尺部尚未之见。盖尺部之内，肉多坚厚，寸关之分，皮薄肉淖，其脉管有因而宽弛者，浮沉俱无脉形，指下一片，满指俱动，起伏有力，长年如此，略无病苦，非禀赋之独殊耶"？

（9）脉有隐伏不见

伏脉主病，厥证、痛极、邪闭，常为邪深病重之脉。但常人亦有六部脉皆沉伏不显者，此称六阴脉。"浮脉谓之六阴。有极沉细者，有并沉细而无者，皆常脉也。但有一手如此者，有两手如此者，有六部正位如此，而尺泽之下仍见脉者"。此六阴脉，学人大多已经知晓，但也有关尺两脉正常，而两寸独伏者，此为少见，但需留意，遇此当向尺部退一部脉来诊之，以关为寸，尺为关，尺后为尺，便可得脉。"更有关尺见脉，而两寸独伏者，此当退一步诊之，以关为寸，以尺为关，以尺后为尺也"。临证之时又有见者，体格健硕，肌肉丰满而坚实，而两尺脉常藏于肉下而不易诊见，需诊关脉时看是否与尺脉相通再行判断。"又尝诊皮急肉坚者，两尺脉藏肉下不见，诊时须诊关脉后半部，是否深与尺通，再单指重按尺部，以意测之"。

（10）脉有无数细丝

脉见有无数细丝，周学海以临证之经验，言此多为有痰之征，痰湿黏滞，气血不畅，固似有无数细丝。见此当虑心包与肺胃有痰。"此痰脉也。气过指下，似觉拖带黏涩，宛然中有无数细丝，此心包络与肺胃之有痰也。必有嘈杂懊憹，呼吸不利之证。此余所身历者也。若常见此脉，且兼洪弦，又贪厚味，多房事，身肥项短，时觉骨节不便，胸膈不舒，眼目少神，梦寐不安，久必有类中风矣"。多因患者贪肥厚之味，不节房事，身肥项短，痰湿内阻，胸膈不通，后常有中风之虑。脉有无数细丝介于滑涩之间，形滑而势涩，言虽简而理以明。此又一周氏之心得，临证之时当多加玩味。并引叔和、《内经》之言以证此论。"此脉形势，介在滑涩之间，而实不可以滑涩之名也。痰多气弱，故其形似滑，而其势甚涩也""王叔和以系水交驰为死脉，真阳尽，而脉中津液悉化为痰也。系水者，悬水多股，即无数细丝也。《素问》：脉至如弦缕。缕止言其细，非言其多也。不可强为援据。其丝忽断忽续而不聚，故遂主死矣"。

3. 论痰病脉象

痰是人体水液代谢障碍所形成的病理产物，分为有形之痰和无形之痰。有形之痰，指视之可见，闻之有声的痰液，如咳嗽吐痰、喉中痰鸣等，或指触之有形的痰核。无形之痰，指只见其征象，不见其形质，但以治痰的方法有效，从而推测其病因为痰。因痰所致疾病，称为痰病。痰随气流行，内而五脏六腑、外而四肢百骸、肌肤腠理，可停滞而致多种疾病。由于其致病面广，发病部位不一，且又易于兼邪致病，因而在临床上形成的病证繁多，症状表现十分复杂，故有"百病多由痰作祟"之说。

（1）痰病相关脉象分类（表1）

痰病脉象，散见于周学海《脉学四种》。据研究，《脉学四种》记载与痰病相关脉象论述91处，其中《脉义简摩》42处，《脉简补义》33处，《重订诊家直诀》15处，《辨脉平脉章句》1处，涉及脉象35种。

表1 痰病相关脉象及其分类

分类	脉象
滑脉类	滑、滑实、滑大、浮滑、沉滑、弦滑、软滑、滑结、洪而滑、细滑
涩脉类	涩、短涩促结、散大涩艰、弦数紧涩
迟脉类	迟、迟弱、迟兼滑大
沉脉类	沉、沉实有力、沉细、沉兼弦涩、弦坚牢直
其他脉象	弦、浮、数、动、伏、结、促、实、短
特殊脉象	喘、躁、解、厥

可见，《脉学四种》中痰病相关脉象以滑脉类脉象为主。滑脉类、涩脉类、迟脉类及沉脉类脉象，多以兼脉见之。

（2）痰病相关脉象

历代医家将滑脉作为痰证主脉，涩脉多见于瘀血、伤精、亡血等。周学海在《脉学四种》创造性提出"滑涩脉皆见于痰病"新论。如《脉简补义·诸脉补真》云："脉滑则主痰，而痰亦见涩。"《重订诊家直诀·二十四象会通》云："如滑主痰也，而痰亦见涩。"滑脉、涩脉皆见于痰病，但有寒、热、虚、实之相反。痰病，久则涩，寒则涩，虚则涩；新则滑，热则滑，实则滑。

周学海在《脉学四种》中，命名喘脉、躁脉、解脉等新脉象，皆与痰病有关。如《脉简补义》论及喘脉主痰火湿热。"其兼数而实者，为痰火湿热之病，应指震撼实大有力，出多入少也"。解脉主热痰风火，"有乍见此脉者，热痰风火上壅无疑"。躁脉主痰凝气郁，见于"在新病实病，为痰凝气郁，与结、涩同论"。

诊脉技法，可注意脉之两侧，以诊痰病。如《脉简补义·脉象丛说十条》："吾每诊正脉微弱，侧脉弦而兼滑，则知有痰饮矣。其微弱，乃气虚，又为痰饮所困耳。"

（3）痰病相关脉象的临床意义

根据脉象以测痰病之病机辨证　痰病病机辨证包括实证（痰浊内阻和痰瘀互结）、虚实夹杂、寒热错杂。

伏脉主痰浊内阻、伏痰留饮。如《脉义简摩·郭元峰二十八脉集说》："伏痰留饮而沉……伏脉更深于沉，须推筋著骨，细寻方见……主老痰胶固。"

结脉主痰瘀互结。痰瘀互结又有邪实、因虚致实之分。单纯痰瘀互结，则属于实。如《脉简补义·滑涩动结促辨》："结脉即涩脉之实者，凡凝痰瘀血，寒食停滞，以及久坐久思，气郁血滞之属于寒实者，悉主之。"《脉义简摩·陈修园二十八脉纲目》："迟而时止为结……主气郁血壅痰滞。"脾失健运，痰湿内生；或气虚生痰等，则属于因虚致实。如《脉义简摩·郭元峰二十八脉集说·结脉》云："少火衰弱，中气虚寒，失其乾健之运，则气血痰食，互相纠结，运行之机缄不利，故脉应之而成结也。"《脉义简摩·病脉有定象无定象》云："右脉盛，左手无脉，主痰结气虚。"

脉有起伏主里有痰饮，寒热错杂，多见于吸毒者。如《重订诊家直诀·脉有起伏中途变易》："一种脉气正与此相反，其初起，自沉而中也，艰涩少力，由中而浮也，躁疾如跃；其返也，亦由浮而疾下于中，由中而沉，迟弱无势，轻按重按，指下总是如此，其人嗜好洋烟，饮食不强，阴痿不起，此表分病而里有痰饮，又上虚热，下虚寒也，治法当疏中温下。"

根据脉象以决痰病之病位　根据脉象，可判断痰病发生之部位。《脉学四种》中痰病部位包括膈、膻中、胸中、气道、胸膜、胃脘、肺、脾、肝、肾、心包络、上焦、中焦、三焦、脉络、经络等。

右关浮者，主风痰在膈。（《脉义简摩·郭元峰二十八脉集说》）

促脉，主痰壅阴经，积留胃腑。（《脉义简摩·郭元峰二十八脉集说》）

脉见迟弱，主凝痰宿食，填塞膻中。（《脉义简摩·郭元峰二十八脉集说》）

解脉，主热痰风火上壅。（《脉简补义·脉象丛说十条》）

两关滑实，主中焦痰结。（《脉义简摩·妊娠杂病脉证》）

根据脉象以判痰病之预后　周学海认为，脉象与证候合参，可作为判定痰证预后的证据之一。如《脉义简摩·脉证顺逆》云："脉浮滑，大便润者顺，痰气阻逆，胃气未艾也。弦数紧涩，涩如蛋清，大便燥结者逆，气血枯竭，痰火菀结也。"《脉义简摩·诸病应脉》："痰喘，脉滑大，顺；沉细，逆。身温，顺；肢冷，逆。"

根据脉象以别痰病体质　某些特殊体质人群，易患痰病。如脉数而形充肥泽之人，多痰湿郁滞，经络不畅而蕴热（《脉义简摩·郭元峰二十八脉集说·数脉》）。平素重浊，因病而得謇涩之脉，则为气血凝滞，痰涎胶固之兆（《脉义简摩·大小清浊四脉》）。

根据脉象以诊未发痰病　痰病有隐伏未发、无症可见者。根据脉象，并试用祛痰方药，可判定是否痰病。《脉义简摩·伏痰脉》举例："又如诊得脉弦滑，决其有痰，而其人自言无痰，及进活痰之剂，遂痰动而出多者，此皆隐伏未发之疾也。"

脉诊作为中医学的特色诊法，闪耀着独特的光辉，其蕴含着中医学对人体、生命的揣度与理解。历经千年，无数医家呕心沥血地将这种古老神奇的诊法不断地继承发展。但是由于年代久远、时代变迁，很多理论、方法以不能详为人知，因此历代不断有医家深入经典加以自验，传为论著以留后人。周学海是清代饶有代表之大家，中医造诣颇深，尤善脉学，凭借多年临证经验及对经典的不断研究，著成《脉学四种》，可为近代脉学集大成者。

三、闻诊问诊

（一）闻诊

闻诊包括嗅气味和听声音两方面。嗅气味是指嗅病人体内所发出的各种气味及分泌物、排泄物和病室的气味；听声音是指诊察病人的声音、语言、呼吸、呕吐、呃逆等各种声音来判断疾病的病因和预后。

周学海在《形色脉诊简摩》中，对嗅法和闻法做了相关论述，其基本原理在于气味和声音是在脏腑生理活动中产生的，可以反映脏腑的生理和病机变化，根据病室之气、口气、汗气及各种分泌物、排泄物等异常气味及病人发出的各种声音对疾病进行诊断，判断预后，对现代临床仍具有重要意义。

1. 嗅法

嗅法是指嗅辨病室之气和病人身体之气的诊察方法。病室之气是由患者病体本身或其排出物所发出的。病体之气指口气、汗、痰、涕、二便等的异常气味。

（1）病室之气

病室有尸臭气味不可靠近，是脏腑败坏，病情危重。

（2）病体之气

口气　是指从口中散发的异常气味，周学海言"口气重"是胃热盛的表现，病虽重，可以治疗。

汗气 是指病人身体随排汗所散发的气味，汗黏稠，味腥膻，色黄，多湿温、风湿或热病蒸变津液导致，可以治疗。

（3）唾

味腥，吐涎沫，是肺痈将做；唾脓血腥腐者，肺痈已成；咳痰腐臭痰多，是风热伤肺；肺热，痰多味腥，如啖生豆，一宜凉散，一宜清降也。

（4）二便

小便 小便臊甚，是心与膀胱热盛；不禁而不臊，是火败。

大便 大便色坏，不臭，是大肠气绝胃败；小儿粪酸，是饮食停滞。

（5）其他

患病后气极臭，是饮食停胃，肠有宿便之里实证，易治；若不臭，是气滞；病重而便多不只是气虚下陷，可能会虚脱。

2.闻法

是通过听声音来了解患病情况的诊察方法，包括语声、语言、呼吸、咳嗽、呕吐、呃逆等各种声音。

（1）五音

角音 角为肝音，五行为木，肝在声为呼，在志为怒，其音在琴，与胆互为表里，角音对应简谱中的"3"，角属牙音，其声长短高下清浊之间。

肝虚，突然喑哑不声，为清燥之气入肝，以续命汤治疗；肝实，肝热则喘逆而闷，恐畏，目视不明，语声急切，地黄汤主之。

徵音 徵为心音，五行为火，心在声为笑，在志为喜，在音为竽，属手少阴之经，徵音对应简谱中的"5"，徵属舌音，其声次高次短次清。

心虚，惊掣心悸，定心汤治疗；心实，心实则热而狂，闷乱冒昧，言语谬误。

宫音 宫为脾音，五行为土，脾在声为歌，在志为愁，在音为鼓，属足太阴脾经，宫音对应简谱中的"1"，宫属喉音，为五音之首，其音极长极下极浊。

脾虚，语音沉涩，如破鼓之声；脾实，语声拖声，气深不转。

商音 商为肺音，五行为金，肺在声为哭，在志为怒，在音为磬，属手太阴经，商音对应简谱中的"2"，商属齿音，其声次长次下次浊。

肺虚，嘶塞而散下，气息短惫；肺实，闭眼悖言，非常所说。

羽音 羽为肾音，五行为水，肾在声为呻，在志为怒，在音为瑟，属足少阴经，羽音对应简谱中的"6"，羽属唇音，其声极短极高极清。

肾虚，语言謇吃不转；肾实，耳听无闻，言音口动而不出。

（2）脏腑所主之音

五脏各有其所主之音，"心为噫，肺为咳，肝为语，脾为吞，肾为欠、为嚏，胃为气逆、为哕"。

（3）语声

惊呼 骨节间病，语声寂寂然喜惊呼。心膈间病，语声喑喑然不彻者。头中病，语声啾啾然细而长者。胸中坚，息摇肩者。

呻吟 攒眉呻吟，头痛。诊时吁者，郁结。

音哑 体瘦声哑，痨瘵之不治者，咽中有肺花疮。突然音哑，风痰伏火或暴怒叫喊所致。久哑，面起浮光，外无邪实，是心肺衰败，病久不治。

（4）语言

周学海在《脉义简摩》中对言语之声做了论述，认为"声为阳，根于肾，发于心，出于肺者也。声之根有病者，病在肾；声之音有病者，病在肺"。

郑声 表现：声重，神志不清，语言重复，时断时续，声音低弱。病机：汗下或久病所致，为虚证。

谵语 表现：神志不清，语无伦次，声高有力。病机：邪热扰乱心神所致，为实证，治疗应下之清之。亡阳所致，为汗多，津不养心，为虚证，初宜滋养心阴，病久难治。仲景曰：身热脉浮大者生，逆冷脉沉细者，不过一日死。又曰：直视谵语喘满者死。又曰：循衣撮空，直视谵语，脉弦者生，涩者死。

狂言　表现：狂躁妄言，语无伦次，精神错乱。病机：虚，出言懒怯，先轻后重，此内伤中气，脉涩。实，出言壮厉，先重后轻，是外感邪盛，脉弦。

独言　思虑伤神而独言独语，首尾不续。

（5）肺痿

表现：张口短气，咳唾涎沫，吸而微数。病机：中焦实所致。预后：吸促者，吸远者，皆难治；呼吸动摇振振者，不治。

（6）咳嗽

表现：风水咳嗽，不能仰卧，仰卧则咳。燥热咳嗽，咳声清脆。寒湿咳嗽，咳声紧闷。风邪咳嗽，咳声连续不止。病机：白天重，风邪所致。晚上重，水邪致咳。天明咳重，是胃有宿食，寒湿在大肠。

（7）哕

表现：干呕，有声无物。病机：肾气失根，胃中虚冷，伤寒潮热，湿邪内蕴下之早，皆可致哕。治疗：哕而腹满，看其二便，不利者利之则愈。伤寒潮热而哕，以小柴胡汤。

（8）呃

表现：呃逆，气逆上冲发出的声音。病机：新病见呃，声音清亮，火邪、寒邪所致。预后：久病见呃，是胃气将绝的表现。

（二）问诊

问诊是通过对病人或陪诊者进行有目的的询问，以了解病情的一种诊疗方法。张景岳十问的内容：一问寒热二问汗，三问头身四问便，五问饮食六问胸，七聋八渴俱当辨，九因脉色察阴阳，十从气味章神见。

1. 一般情况

问病人的一般情况，包括问姓名、性别、年龄、职业等一般情况，若问而不答，可能是耳聋，应问陪诊人员平时的一般情况。

2. 问妇人

周学海认为，妇人必先问月经。世人多以滑脉为胎脉，周学海则提出，未婚女子也可出现尺脉滑。

3. 注意事项

医生当问之事甚多，病人可能有隐疾不告诉医生，医生亦不可便指为病，应从脉象等加以辨识，理清思路。医生诊脉时应将问诊与脉诊相结合，病人所说不能全信。

四、证治

（一）证治总论

1. 外感病

伤寒与温病皆为外感热病，两者既有联系又有区别。前人辨伤寒、温病，有温病从里，伤寒从表；或温病分三焦，伤寒分六经等说法。

周学海认为，可从发病类型别之。如"温病发于伏气者，由口鼻吸受，伏于膈上膜原，侵淫三焦血分。其即病者，亦由口鼻散布肺胃，消灼津液，血分浊恶也。伤寒发于伏气者，由足胫浸受，伏于筋络骨节，侵淫肌膜气分。其即病者，乃由腠理布于上焦，闭遏阳气，气分搏激也"。从轻、重、死证别之，则"伤寒重症自下而上，温病重症自上而下。伤寒死证自上而下，温病死证自下而上。伤寒在下而不上，轻症也；在上而不下，轻之轻也。温病在上而不下，轻症也；在下而不上，轻重之间，未可知也"。从证候特点别之，则"伤寒有初起即见寒死证，无初起即见热死证。其有热死者，日久失治也，否则先有温邪内伏也。温病有初起即见热死证，无初起即见寒死证。其有寒死者，日久失治也，否则先有寒邪下伏也"。从病机变化别之，则热传阳明，伤寒、温病始异终同；但寒传太阴，则两者迥异。

（1）伤寒

有广义和狭义之分，广义伤寒是感受风、寒、暑、湿、燥、热多种病邪所发生的外感病；狭义伤寒是感受寒邪，感而即发的外感病。此处伤寒所指为狭义伤寒。

伤寒表证分为伤寒表实和中风表虚。周学海指出，中风汗出，"津液为风所鼓动而外泄，外虽润而内实燥也"。中风汗出，风为阳邪，表虚不固时，风邪使肌表腠理开泄，汗液外流，则损津液。伤寒无汗，"腠理为寒所紧束而不得泄，外虽燥而内实润也"，风寒束表，寒性收引，经气输布不利，津液不得输到体表，体表虽然干燥，乃津液输布不利引起，则津液未损。因此提出"治伤寒者，亦有时不可径用辛温，而治伤风者，断不可不佐以清润"。理法清晰，言简意赅。

前人谓仲景伤寒方分三大纲：桂枝、麻黄、青龙，周学海《读医随笔·方药类》明确指出："其方当分四派：桂枝、麻黄、葛根、青龙、细辛为一派，是发表之法也；理中、四逆、白通、真武为一派，是温里之法也；柴胡、泻心、白虎、栀豉为一派，是清气分无形虚热之法也；承气、陷胸、抵当、化瘀为一派，是攻血分有形实邪之法也。"周学海对小柴胡汤见解独到，认为此为"治寒热往来之方"，而非"治疟之正方"，并提出应用小柴胡汤的应用时机问题，过早则会引邪入里，邪至少阳时，以此兼升兼降以缓疏。

（2）温病

温病是由温邪引起的以发热为主症，具有热象偏重、易化燥伤阴等特点的一类急性外感热病，按其发病类型可分为新感温病和伏邪温病。《素问·生气通天论》言："冬伤于寒，春必温病。"周学海认为，此为伏邪导致温病，提出伏邪非专属温病，此即为伤寒伏邪。《素问·金匮真言论》云："藏于精者，春不病温。"周学海指出，疏泄太早发为温病与伤寒伏气所致温病，虽同为温病，但其病因病机与治疗各不相同，认为"不藏精即伤于寒也"是"以虚为实"，前者治疗宜"固本而养阴"，后者宜"宣郁而解表"。

新感温病 《伤寒补亡论》曰："冬不伤寒而春自感风寒温气而病者，亦谓之温。"此即为新感温病。

伏邪温病 根据病邪伏藏的部位不同，各具有其特点。周学海《读医随笔·温疫脉沉》指出"逆冬气则少阴不藏，肾气独沉"之邪伏少阴，治疗以猪肤汤、麻辛附子汤加减以达毒存阴。

《读医随笔·伏邪皆在膜原》指出："膜原者，夹缝之处也。""空阔无所拘束之部。"邪伏膜原"不碍大气之往来"，临床表现"隐隐常不自在"，治疗时"药力不能直达其处"，故提出"膜原之邪不易治也"。

《读医随笔·温热发斑其人反清》指出"温毒之极，至于发斑，而人清反异于平日者，此为不治"，认为此是"元神离根而外越"，病情危重，与其临证所见之虚劳将死之人的其人反清病机相同，即"回光返照"之意。

2. 内伤病

脏腑辨证思想源于《黄帝内经》，张仲景《金匮要略》对内伤杂病多采用脏腑辨证，但均散在各篇之中。华氏《中藏经》分辨脏腑虚实寒热，钱乙《小儿药证直诀》则更使脏腑辨证形成系统。周学海从《黄帝内经》着手，日夜研求，遍阅《伤寒论》《脉经》《神农本草经》《千金要方》等名著，将"脉、证、药、方"谓之"医有四科"，在《读医随笔》中对内伤病做了详细的论述，包括脏腑经络病证、气血津液病证等，见于下文"证治各论"。

3. 治则

是治疗疾病的疾病原则，是在整体观念和辨证论治精神指导下制定的反映治疗疾病客观规律的准绳，对临床立法、处方、遣药具有指导意义。周学海《读医随笔·证治类》对治则进行了阐发，重点论述了虚实补泻论、调肝理论。

（1）虚实补泻

治病求本，是中医学治疗疾病的根本观点。本，即本质、本原、根本之意。治病求本，是在治疗疾病时必须找出疾病的根本原因，抓住疾病的本质，并针对疾病的本质进行治疗。

周学海《读医随笔》提出"新病兼补，久病专攻"，认为新病邪浅，兼补则病去无余患；久病正虚邪气内陷，重攻则里邪势杀，用补药以尽去其余烬。疾病的发生常和病人体质及生活环境有关，周学海提出"富贵贫贱攻补异宜"，认为富病多气血郁滞，贫病多气血匮乏，故治疗时前者需重攻散，后者重施补。周学海重视病后调理，提出"病后调补须兼散气破血""末病尤当求本"。气血是人体生命活动的物质基础，病久气血运行不利，虚实夹杂，调补必兼顾气血，周学海提出：气虚而不任攻者，需补血而攻气；血虚不任攻者，补气而攻血；气实者散之，血实者行之。

周学海认为，补药性缓而守中，病久需补者必虚实夹杂，故"凡服补益药，必先重伏利汤，以攘辟其邪，以开补药滋养之路也，或间攻于补，必须功力胜于补力，此非坏补药之性也"，将之称为"欲补先泻、夹泻于补"。《难经》云：虚则补母，实则泻子。周学海认为此是"互文见义"，指出补泻母子是因本脏不可直补直泻，"不能一脏而两施补泻也"。补泻法虽多，周学海提出总以"胃气之盛衰有无"为根本，攻补两难时，尤力保胃气。

（2）调肝

中医学认为，肝为气化之发始，斡气血之枢机，乃升降之根本，合刚柔之德性，体阴而用阳。周学海《读医随笔》提出："医者，善于调肝，乃善治百病。"生理方面，肝喜升而恶降，喜散而恶敛，肝以血为体，以气为用，与五脏六腑之间有着密切的联系，故曰："胆木春升，余气从之，故凡脏腑十二经之气化，皆必借肝胆之气化以鼓舞之，始能调畅而不病。"治疗方面，"凡暴疾、痼疾，皆必以和肝之法参之"，认为"和肝"乃是"伸其郁，开其结"，而非伐肝，此伐肝与肝盛之泻肝不同。肝胆互为表里，主一身之半表半里，《伤寒论》以小柴胡汤为和解之方，周学海则提出用和解之方必是寒、热、燥、湿结于一处，即"邪气之极杂"，治疗上将敛、散、升、降汇于一方，故多是"偶方、复方"。《读医随笔·敛散升降四治说略》，详细论述了敛、散、升、降，将其归纳为"顺乎病之势而利导""矫乎病之势而挽回"。

（3）药物

治则是治疗疾病的准则，是确立治疗方法的理论依据，周学海《读医随笔·用药须使邪有出路》明确指出"总宜使邪有出路"，宜下出者应泄，宜外出者应散，"且出路又不可差也"。辨证是论治的前提，通常药与证相符合会使疾病减轻，而《读医随笔·药对证而增剧》列出辨证不清而误治使症状加重，与"药对证而增剧"意义完全不同。

（二）证治各论

1.肺系病证

肺主气，司呼吸，开窍于鼻，外合皮毛，风、寒、燥、热等外感六淫从口鼻、皮毛而入，首先犯肺。中医学认为，"肺为华盖"，其位最高，其气贯百脉而通他脏，故内伤诸因皆可影响到肺，因此其病因有外感、内伤两方面。其病机变化为肺气宣降失常，实者由于邪阻于肺，肺失宣降肃，升降不利；虚者由于肺脏气阴不足，肺不主气而升降无权。周学海《读医随笔·证治类》论述了咳嗽、喘等肺系疾病。兹分述如下，以示其诊治概要。

（1）咳嗽

病名首见于《黄帝内经》，是内外之邪干肺，肺失宣降，肺气上逆所致。前人多以有痰无声、有声无痰分咳嗽。周学海认为，咳嗽难以截然分开，咳与嗽仅是"多少、厚薄、难易咳出有不同耳"。《素问·咳论》指出，咳嗽是由"皮毛先受邪气，邪气以从其合也""五脏六腑，皆令人咳，非独肺也"，并以五脏、六腑、四时"决其病之吉凶"，认为病由腑入脏为病重，周学海则认为咳是"由脏出腑者为日久"，因"咳之为病，五脏皆为之振动，内气不宁，渐离其根"，即为"真气外脱"。周学海对各类咳嗽做了详细阐述，并提出风寒咳嗽日久致水饮上射，浮热逆升者为"小青龙证"，为误用凉药导致"风寒永无出路"而成，并非"咳劳"。

（2）喘

首见于《黄帝内经》，"肺病者，喘息鼻张"，其症状轻重不一。周学海将喘分为"气急、气逆、气短、气脱"，并概括其病因包括"有寒、有热、有虚、有实"。

气急　病机为"气不得出"。肺胃皆主降，其气相通。寒性收引，风寒袭肺或过食生冷伤胃，导致肺胃不展而气道狭窄，表现为呛咳，甚夜不安寐而摇肩仰息，本为小青龙汤证，若以清降药物治疗，则终致劳损。

气逆　病机为"气不得散"。脾为生痰之源，寒湿、湿热之邪伤脾而生痰；肺为贮痰之器，痰阻气道，呼吸不畅而气逆致喘。又与肥人多痰有关。

气短　病机为"气不得聚"。水饮射肺、肝肾有热、外感风热或伤暑邪，伤津耗气，津能载气，若大渴多饮，汗出毛孔乍闭，导致水停于肺，或脾胃功能失调，浊气不降上干于肺，影响肺的升降而气短，即经之所谓"平人无寒热，短气不足以息者"之原因。

气脱　病机为"散而不聚，升而不降"，称为"真喘"。久咳伤肺、汗吐下、亡血、失精或肝肾虚火上浮，肾不纳气，表现为呼多吸少，气不得续的喘脱。

气急、气逆、气短，病位在肺，涉及胃，气脱病位在肾。气逆严重可发生气脱。

既往按三焦辨喘，而周学海提出上中二焦之病"乃哮"而"非喘"，风寒由俞络内侵，伤于太阳，受寒即发者为"风寒重于痰饮"，邪气在上之哮，治疗以小青龙汤；浊气在中因天寒肺气激发者为"中焦痰饮"，为阳明之哮，治疗以平胃散；"清气在下"乃"有呼无吸"之真喘，治疗以黑锡丹。

2. 心系病证

心主血脉，又主神明。心系病证主要表现为血脉运行障碍和情志思维活动的异常。心系病证有虚有实，虚证为气血阴阳之不足，实证多是火热痰瘀等邪气的侵犯，虚实之间多兼夹互见。《读医随笔·证治类》对厥、癫等提出独到见解。

（1）厥证

厥证是以突然昏倒，不省人事，四肢厥冷为主要临床表现的一种病证。病情轻者，一般短时间内苏醒，但病情重者，则昏厥时间较长，严重者甚至一厥不复而导致死亡。周学海认为厥证虽有寒热之分，但"统归于热"。厥之为病，气实而血虚，病在气分，"总是荣气消耗，卫气无所依恋，而奔逸迫塞于心包也"。

病机：血虚气逆，风寒外束，逆气内迫上奔而发病。

虚厥：荣气消耗，卫气失其所系而外脱。

实厥：卫气逆乱，病在脉外，属实。

预后：厥为气病，"气病日久，滞入血脉"，发为癫疾。

（2）癫

癫属于精神失常疾病。以精神抑郁，表情淡漠，沉默痴呆，语无伦次，静而多喜为特征。癫为"营气窒闭之病""血实而气虚"。

病性：无寒热之分，有久暴之别。

病机：病起于惊，为血气窒闭不通的病证。血气充盛，卫气不足以推动，脉道不流通，痰血阻遏蓄积产生，心之神机停滞而发病。心与小肠相表里，小肠脉中有凝痰瘀血，致心气闭塞不通，亦发癫病。

病位：在脉中。

预后：癫必屡发难愈。

（3）水气凌心

周学海认为，水邪并不是专指有形之水，外感、饮食、情志皆可导致。寒邪伤中，以伤心为最急，周氏补充"脾阳不足，下焦寒盛，自然心气下陷，肾气上凌"之"内虚"而水气凌心；又有"饮食寒冷及难化之物，坐卧不动，困遏中气，自损脾阳，遂致水饮泛溢膈上，心气不得上升"之水气凌心。寒自外来者气猛而急，寒自下上犯者气沉而锐。

邪在心气：邪浅，脉弦滑，日久及血分则脉细紧。

邪在心经：邪重，心气虚则脉多细涩，心气实则脉搏大滑动。

预后：水气凌心脉动而应指无力，人惨淡委顿则预后不好。

3. 脾胃系病证

脾主运化，主升清，主统血，主肌肉、四肢，胃与脾同属中焦，主受纳、腐熟水谷，主通降，与脾互为表里，共为"后天之本"，气血、津液、痰湿饮等病变与之相关。

论呕哕 《黄帝内经》首论呕、哕、吐，《素问·举痛论》："寒气客于肠胃，厥气上出，故痛而呕也。"《素问·宣明五气》："胃为气逆，为哕。"《素问·至真要大论》："诸呕吐酸，暴注下迫，皆属于热。"前人认为寒邪外束，气行横窍不利而上冲，或寒邪上压，热郁于下，升降失常而发生呕哕。周学海则指出"肠胃秘结，浊气上蒸，肝肾血热，火气上浮"，虽"无寒遏于上"，也会导致"愠愠欲吐"，此为干呕。干呕与哕病因相同，只是轻重不同，均是胃失和降，气逆于上所致。吐多由于外感风邪、肝热、胃热或寒气上攻所致。

4. 肝胆系病证

肝藏血而主疏泄，主筋，为罢极之本，与胆相表里。肝病多由情志、操劳、痰瘀等所致，病机为肝气、肝阳常有余，肝气、肝血常不足。

（1）中风

中风是以猝然昏仆，不省人事，半身不遂，口眼㖞斜，语言不利为主症的病证。周学海认为，对于中风的辨证应列出其病性之虚实：一为方、证的"阴阳虚实"，主张以"阴虚阳虚"两大纲来进行辨证，本在"正气大虚，转运之无权无以自主，而猝为时令升降敛散之气所变乱，以失其常度也"；二为病位之"实在上焦，虚在下焦"。治疗上应分清阴虚和阳虚，而总须重佐以活血。对于真中和类中，周学海认为，真中"必感异风，猝伤脑气"，其证不多；所见者多为类中，对于真中的治疗可以使用灸法。

中风阴虚阳虚两纲

阳虚：秋冬季节多发，阳虚则血凝，应重药之气，气重在辛。阳虚阴盛，寒冷，治以重热。阳虚阴不盛，寒燥，治以清润。

阴虚：春夏季节多发，阴虚则血滞，应重药之味，味重在酸。阴虚阳盛，燥热，治以凉润。阴虚阳不盛，虚燥，治以温润。

中风实在上焦，虚在下焦

湿热化燥：病在上焦，湿热化痰阻于胃络，表现为神昏不醒，肢体抽搐，甚者大便不通，治疗以调升降，化痰活血，佐以养阴。

阴虚化燥：病在下焦，肝肾阴液枯竭，阴虚无以敛阳，表现为突然昏倒，口眼歪斜，流涎，颧红，手足瘫软，神志时清，治疗以滋阴敛阳，养心平肝，佐以行气。

病程：中风入脏病重易死，入络病轻。

周学海认为，中风其本为津枯血瘀。《读医随笔》言"夫中风未有不由于阴虚者"，辨证须分清楚阳气内陷与阳气外散，辨有痰无痰、外感轻重、化寒化热。

（2）黄疸黑疸

黄疸　是以目黄、身黄、小便黄为主要症状的病证，其中以目睛黄染为本病的重要特征。

病机：湿热熏蒸血分，脉道不利，血与水液和杂而出现黄疸。

治疗：苦寒清燥的药物，以汗或下法，配以活血的药物。

黄疸分阳黄和阴黄，阴黄病因是寒湿，色暗；阳黄病因是湿热，色鲜明。

黑疸　是女劳疸、谷疸、酒疸日久不愈，"肾虚燥而脾胃湿热"导致，日久面见晦暗黑色。

病机：有"病在中焦"和"病在下焦"之别。脾为后天之本，喜燥恶湿，肾为先天之本，喜湿恶燥，肾燥吸收脾之湿邪以自救，故脾肾浊气淫乱周身经脉，而见此病。

治疗：治疗总需兼用"化血"之品。脾肾亏虚各有偏重，脾虚重者病在中焦，以清胃疏肝，滋肾利水为主，即小柴胡、茵陈五苓是也；肾虚重者病在下焦，以滋肾补肺为主，滋肾丸、大补阴丸加参，需要肺气恢复时才能清胃利水。阴黄者，茵陈四逆主之。总须兼用化血之品一二味，如桃仁、红花、茜草、丹参之类。

（3）痫

痫是一种反复发作性神志异常的病证。以突然意识丧失，甚则仆倒，不省人事，强直抽搐，口吐涎沫，两目上视或口中怪叫，移时苏醒，一如常人为特征。发作前可伴眩晕、胸闷等先兆，发作后常有疲倦乏力等症状。痫病其伤在血，总归于肝者，病由心肝气由血困。肝藏血，热生风，风性动，故发此病。

（4）血痹疟母

血痹以身体不仁、肢节疼痛为主要表现。疟疾以往来寒热为主要表现，疟疾日久发生疟母。

血痹 《金匮要略·血痹虚劳病脉证并治》云："血痹病从何得之？答曰：夫尊荣人，骨弱肌肤盛，重因疲劳汗出，卧不时动摇，加被微风，遂得之。"强调素体形盛气弱者得之。周学海指出，体力劳动者，年龄稍高得本病的人也很多，原因是劳作汗出时，风寒入袭，导致气虚津伤，血液凝滞于周身血脉中。

疟母 仍见往来寒热，寒时血液凝滞，热时血液奔腾，寒热反复发作，就会使血液成积，日久而成癥块，凝聚于半表半里的膜络。

血痹和疟母的区别：血痹散在周身脉络；疟母聚于内膜一处。

治疗：血痹与疟母皆是瘀血凝聚，治疗均以红花等搜经活血药物，疟母的治疗要佐以化痰药。

5. 肾系病证

肾藏精，主纳气，主水，主骨，为封藏之本，与膀胱相表里。前人皆谓肾病多虚，而周学海有独到见解，如《读医随笔·寒湿下受直伤少阴变证多端搜治匪易》指出：寒湿从下而受可致厥逆、痉厥、妊娠痹证、寒湿内伏等诸病。病因多由久在湿地坐卧，则寒湿之气尽从太阳、少阴深入。若内之真阳稍怯，邪气从涌泉上入胫骨，内侵腰俞、肾俞，则肾阳不得下降，大便溏滑，两胫时冷，筋骨酸胀，精神萎靡，呼吸气高，两腿沉重。治之当仿少阴伤寒治法，加以温行湿邪之品，方能奏效。亦有寒湿下受，上入背脊，肾阳不得下降，所致面赤、足冷、背反张、目脉赤之候，感受饮食、惊恐、风寒暑湿则发。并有妊娠痹证、寒湿内伏之病案，以为寒湿下受直伤少阴，变证多端搜治匪易之临床验证。

6. 气血津液病证

气与血是人体生命活动的动力，也是脏腑功能活动的产物。脏腑的生理现象、病机变化均以气血为物质基础。津液是人体正常水液的总称，也是维持人体生理活动的重要物质。津液代谢失常多继发于脏腑病变，又会反过来加重脏腑病变。外感或内伤等病因导致气血津液的运行失常，输布失度，生成不足，亏损过多，从而引起发热、汗证、虚劳等病证。

（1）内伤发热

①瘀血发热。病人自觉腹中发热，周学海认为与"气化"无关，不是实火、阴虚发热，而是"瘀血"。气属阳，主动，血属阴，血能载气，故认为血为"人身最热之体"。

瘀血发热分类：

血在其道，虽瘀而能行

症状：病人常觉得如热汤淋过，是心虚血滞；自觉有火热感从胸腹上冲至咽喉，是肝脾郁逆而血上冲。

治疗：凉化，佐以行气。

瘀血积于膜络而不行

症状：两肋内或当胸如火；心窝中常如椒桂辛辣状；如破皮疼胀状；喉中作血腥气。

病因病机：寒热病后，大渴饮冷，大怒，劳伤，饮食不节，经水不尽。

脉象：瘀血初起，脉多弦，兼洪兼渴者易治；脉短涩者难治，不渴者难治。

治疗：温化，佐以行气。

②虚劳阳虚发热。前人多论阴虚发热，只有李东垣提出阳虚发热。

病因：过劳，过汗或房事过度等引起亡阳。

脉象：脉迟弱或浮虚而促，或沉细，或结代，或涩，或应指无力。

表现：足冷不热，心中热，久按皮肤反不热，气平身静，不能随意转动身体，渴不欲饮水，颧红，额头晦暗，神志清楚，嗜卧懒动，声低气弱。

舌象：舌苔薄白，或淡红无苔，或舌黑润，或舌尖有黑紫点，舌心正常。

治疗：温补为主，佐以微酸以敛阳；兼外感者，以补为主，加散表药物；外感重的，应按虚人外感治疗，以散为主，佐以温补药。

（2）虚劳

又称虚损，是以脏腑亏损，气血阴阳虚衰，久虚不复成劳为主要病机，以五脏虚证为主要临床表现的多种慢性虚弱证候的总称。

周学海总结了前人治疗虚劳之方药：四乌贼骨一藘茹丸，"纯从血分攻补"，实开千古治劳之妙诀。小建中汤，劳之初起；复脉汤，病后阴虚不复；薯蓣丸，治久病大虚，纯补之剂；大黄䗪虫丸，治久病血痹，通脉生新之剂。周学海认为，劳病"乃先因气虚"，气属阳主动，血属阴主静，气虚日久"气不能运血"，故上述诸方"莫不从血分讲求手法"。而李东垣的补中益气汤是"杜渐防微"之品，后世以参、芪补虚而气壅，用桂、附补虚而燥热，不了解真正用意。周学海提出"真劳病少，假劳病多"，并将虚劳分为"内因外因"两大纲进行辨证。

病因病机：内因为主，劳倦忧思内因而起者，必兼夹外邪。外因为主，风寒暑湿外因而渐致者。

脉象：内因，脉多为弦芤，或紧涩。外因，脉多紧细或弦滑。

治疗：内因，采用补正而兼祛邪，走守并用，多用甘酸苦辛药，不可重用补气、补火、破气。外因,重用温里发表以鼓阳撑邪,攻血理气以开结降浊,药物多用苦辛类,不可妄用补血降气、生津补火。

周学海治虚劳的选方用药,以辨证为前提,分清其病因。"若夫真正虚损,不夹外邪者",皆应用"金石之精、血肉之华",否则只能伤人,不能益人。周学海将传尸鬼注与虚劳加以区分,指出其治疗应重用杀虫攻血。

(3)痰饮

痰饮病因学含义,是指体内水液代谢障碍所形成的病理产物。痰饮既是病理产物,又是致病因素,具有双重性;同时痰饮作为病证术语是指水液代谢障碍,停积于某一部位而导致的一类病证的总称。周学海《读医随笔》对病因学含义的痰和饮做了详尽论述,并提出"痰饮分治"。

形质:饮,其性为水,清而不黏。痰,稠而极黏。

形成原因:饮,命门之火不足,三焦气化失运。痰,脾气不足,健运失职。

治疗:饮,补火理气为治本,发汗利小便为治标。痰,健脾兼疏理三焦,以助其气之升降运化为治本,宣郁破瘀为治标。

痰与饮的生成、输布和排泄与肾、脾、膀胱、三焦关系密切,故周学海提出痰饮常相兼出现,但需二者"病各有所本,证各有所重",饮证兼痰者,治饮则痰自消,因痰生饮者,痰去饮自消,视其痰饮的轻重,可以酌情加入化痰治饮的药物。

7. 肢体经络病证

是外感或内伤等因素,导致机体病变,出现肢体经络相关症状,甚或肢体功能障碍、结构失常的疾病。肢体、经络在生理上以通畅滑利为顺,在病机上因瘀滞或失养为病。

(1)痉证

痉证是指项背强直、四肢抽搐,甚至口噤、角弓反张为主要临床表现的一种病证。

病因病机：周学海认为，痉之起病是必"湿重而气滞"或"血燥而气涩"，论痉"当以虚实分之"。实者或因暴，因风、寒、湿之外邪，其来也骤，筋中之本气未亏，邪正格拒而成，即"筋中气滞，外邪持之"；或因成于燥也，无论湿热、湿寒，日久都会伤津化燥，津液凝结而导致痉证。刚柔二痉皆属于实，寒盛为刚，风盛而内热者为柔。虚者因津枯血败，筋无所养，热病之痉即为虚。

病位：筋病。

轻重：病在经者为轻，一缓不复痉者；时缓时急，一日数见者病入里为重。

治疗：总归于"调肝"。

风寒之痉、产后之痉：病属风寒，以桂枝葛根主之，产后痉佐以养血。

湿热之痉、热病之痉：属阳明内实者，承气汤主之；属厥阴者，拟大剂生地黄，少加桃仁捣浆冲服，或再加防风。

（2）痿病

痿病是指肢体筋脉弛缓，软弱无力，不能随意运动，或伴有肌肉萎缩的一种病证。周学海认为，阴虚而阳气外散致痿。

（3）惊躍

周学海在《读医随笔》中，论述惊躍为"津不濡脉之候"，而非"血不养筋"。气属阳而主动，靠血及津液以载之，津血同源，血行脉中，若脉中津汁耗燥，则气行不畅，由动而窒，窒而复动，瞬间则"百脉为之撼躍"。其发病部位无定处，随气之所窒而起。

鉴别：筋惕肉瞤：病由"血不养筋"所致，表现为"肢节拘急不便，或举身振振欲擗然"。风热或发汗太过者，治疗以甘酸以养之；久病或无病者以大剂甘寒酸温、生津补血药疗之；水饮冲心者，宜辛散淡渗，佐以滑润以载痰而出。

治疗：偶发，不足为病，惟甘凉生津即可。多发，痰格其中，是津虚之燥痰内盛，治疗以生津为主，佐以祛痰。

8. 其他杂病

（1）奔豚

《金匮要略》云："奔豚病，从少腹起，上冲咽喉，发作欲死，复还止，此从惊恐得之。"周学海在《读医随笔》中提出"奔豚为癫痫之重者"。

病因病机：为下焦寒湿，导致膀胱气逆；本无外邪，肝肾内冷，阴风鼓动水邪上掩心肝，为奔豚之急证。

症状：突然昏厥，语言不利，口眼歪斜，四肢抽搐为奔豚急证的表现。

治疗：急证宜宣温重镇。轻症宜宣通心肺清阳，温化肝肾伏阴。

（2）中恶（客忤、卒忤）

病因病机：感受秽毒或不正之气。

症状：表现为突然厥逆，不省人事。

治疗：以放血、发汗、下法使气血中有形之邪外出。

（3）五尸

病因病机：风寒燥湿之邪气刺入血脉，内伤五脏，逆气上冲于脑。

症状：目光一亮而昏倒，身痛，遇情志或外邪而发病。

治疗：以疏肝养心、养血荣筋为原则，药物以养阴生津、活血化瘀、祛痰理气为主。

（4）脚气

脚气病因有风寒、寒湿，表现为风寒湿邪从涌泉或腰脐部上窜。急证为风邪盛而上冲，缓证为湿热化风上冲，脚气日久不愈可发生奔豚。

（5）虫证

周学海认为，虫病多起于肝郁克脾，湿热内盛，或起于瘀血，虫在胃肠者易治，虫在经络者难除。虫证与痰证相类，"痰多怪证，虫亦多怪证也"，其脉不外乎"弦滑、细数"，也有"弦迟、细涩"。

（6）嚏

《黄帝内经》认为肾主嚏，肾与膀胱互为表里，足太阳膀胱经入络脑，督脉与足太阳经脉相通，太阳伤寒，寒气随督脉入于脑，为热所击，则作嚏。《金匮要略》有水留在肝，肝气不利而嚏的记载。也有医家主张寒束肝脉，或火气冲鼻。周学海则认为"肝肾相通"，与嚏关系密切。见有早起，必嚏数十次，无间寒暑，而寒天较甚，治疗以宣达肝与膀胱之阳，与肺气相接为主，使水邪下伏，宿寒外攘，则嚏自止。

五、医案

周学海为晚清著名医家，忙于官差公务，长于校勘评注医籍，临证医案较少，多记载在《周氏医学丛书》之中，今精选数例，以利推广应用。医案名称乃笔者根据内容所撰，庶几可应。

湿温误治案

尝见湿温，夹伤生冷，先妄发汗，继过清渗，三焦气怯，膀胱气陷，咳而气上冲击，遍身大汗，大便微溏，小便短涩，舌淡白无苔，小腹胀硬如石，两胫胕肿，脉来空大，稍按即指下如窟，动于两边，应指即回，一息十动以上。急用酸温，枣仁、龙骨、山萸、南烛、首乌、牛膝，入附子、木香、远志、桃仁。先两尺敛实，继两关坚实，舌苔渐见白厚转黄，而诸证见瘳。此误汗、误渗，表里俱伤，真阳离根，大气外越，若专用辛热，大汗而脱矣。若用酸温之后，脉愈空愈硬，而应指犹能有力者，不得即委（听任）不治，又当减酸，俾得微汗，虚甚者，以甘温佐之。其汗必先战也，汗后，脉必转沉弱，转用酸温调之补之。大凡浮而无根之脉，俱宜兼用酸敛。其真阳真阴，脉见芤弦者，每数至一息十动以上，是元阳不安其宅也，宜以酸入辛热剂中。其真阴离根，虚热游弈，脉见瀄瀄浮散者，宜以酸入甘温剂中。(《读医随笔·脉法类》)

按语：湿温属于温病之一，见于《难经·五十八难》："伤寒有五，有中风，有伤寒，有湿温，有热病，有温病。"湿温是因湿热之邪，经口鼻而入，蕴结中焦，阻滞气机，湿热熏蒸弥漫而成。以身热不扬，脘痞腹胀，身重肢倦，苔腻脉缓为主要症状。初期以芳香化湿、苦温开泄为主。本案先妄发汗，继过清渗，所致"表里俱伤，真阳离根，大气外越"，而见咳而气上冲击，遍身大汗，大便微溏，小便短涩，舌淡白无苔，小腹胀硬如石，两胫胕肿，脉来空大，一息十动以上之症。对此误治之治，周学海强调：其一，不以"专用辛热"，恐大汗而脱；其二，急用酸温受敛，敛阴固脱，或根据病情，适当减酸；其三，"虚甚者，以甘温佐之"，调补阴阳。周学海对于脉象研究精深，见于本案，以脉来空大，稍按即指下如窟，动于两边，应指即回，一息十动以上的"浮而无根之脉"，断其"真阳离根，大气外越"，俱宜兼用酸敛；用酸温之后，脉虽"愈空愈硬，而应指犹能有力者，又当减酸，俾得微汗"，脉来虚甚者，以甘温佐之。汗后，脉必转沉弱，转用酸温调之补之。本案原题名曰："浮脉反不宜发散说"，是为警言。湿温论脉者鲜有，周学海论脉，名闻天下，本案专论湿温误治脉象动态变化及其证治，更有创见！

伤寒汗病案

西席汪幼纯先生，盱人也，家洪泽湖之蒋坝镇。一日为予言，吾乡有所谓汗病者，每发于三四月间，一人患此，即举家传染，同时并发。其证初起觉毛耸，即发热昏卧，不省人事，不言不动不食，但口渴索饮，日夜不休，若家有五六病患，以一人供茶水不给也。至六七日，必大发狂躁，汗出乃愈，未有药治者，若不能狂躁，即不起矣。此何病也？予沉思良久，曰：此即伤寒也。必冬日天之寒风，与湖之水气相合，人自口鼻吸受，伏于膜原，不与荣卫出入之道相触，故不实时发；交夏心中阳气当升，而寒湿所伏适当其冲，阻其升发之气，遂相激而成病矣。西医谓人脑气受伤，则知觉、运动之灵皆失。脑气与心气相根据者也。心气为伏寒所扑，与手少阴直中之伤寒相似，此仲景所未言者。其年冬月有异风，夹水邪而至，人受之者，斯为病矣。故每三五年而一见，盖与运气相关也。未病之先，邪气内伏，必当有头脑时或沉重，隐隐痛胀，心气偶然一阵如闷之状。治法，桂枝、麻黄皆不合格，当以小青龙加生津药主之，以中有桂枝、细辛，能入心宣阳而散寒水也。若欲预防，则先于立春之月，多服桂枝汤可矣。发病之时，脉必沉伏不见，或沉紧细数；未病之先，其脉必紧小不盛也。此不过一时据理拟议之词，实未知汗病果何义也。嗣读《千金方》，乃知汗病即伤寒之别名也。俗每谓不可用药，须俟自愈，枉死者多，是敝俗已千余年矣。仲景《辨脉》有曰：病至六七日，手足三部脉皆至，大烦，口噤不能言，其人躁扰者，为欲解也。情形与此符合，但未明六七日间，当用何药，岂束手坐待耶？此病若邪重，当时即发，卒倒无知者，即为手少阴中寒也。(《读医随笔·证治类》)

按语： 本案发病位于湖泽之傍，时间为三四月间，病因乃近"冬日天之寒风，与湖之水气相合"。症状表现特征为：其一，一人患此，即举家传染，同时并发；其二，其证初起觉毛耸，即发热昏卧，不省人事，不言不动不食，但口渴索饮，日夜不休，若家有五六病患，以一人供茶水不给。其三，至六七日，必大发狂躁，汗出乃愈，未有药治者，若不能狂躁，即不起。病名曰伤寒汗病，病机特点为寒湿之邪，自口鼻吸受，伏于膜原，不与荣卫出入之道相触，故不实时发；交夏心中阳气当升，而寒湿所伏适当其冲，阻其升发之气，遂相激而成病；心气为伏寒所扑，与手少阴直中之伤寒相似，"病至六七日，手足三部脉皆至，大烦，口噤不能言，其人躁扰者，为欲解"。治宜以预防为先，先于立春之月，多服桂枝汤。发病之时，当以小青龙加生津药主之，以中有桂枝、细辛，能入心宣阳而散寒水。

周学海熟读《伤寒论》，深悟其理，又发仲景所未言，予以补例，实乃今之从医者之楷模。

寒湿深入骨髓案

何子詹之孙，三岁，先于七月患湿疮，渐愈矣，微见溏泄，忽半夜发热，日出始退，次日依时而至。医遂以为疟，忽又大声惊喊，目瞪昏厥，旋复如常，医又以为惊风，更以危言吓之。越数日，乃邀诊。至则见其精神委顿，面色惨黯，目胞下垂，四肢胕肿，而左尤甚，头面亦右温左凉，舌苔薄白在后半部，脉息沉紧。审思良久，曰：异哉！此寒湿深入骨髓也。疏方用桂枝、良姜、乌药、香附、陈皮、菖蒲。服四剂，病无增损，而委顿弥甚，然脉息浮弦矣。因思邪从下上犯，此药仅温理中焦，宜无益也。于是用细辛、川芎各五分，羌活、藁本、威灵仙、生附子、牛膝、巴戟、苍术、桃仁、杏仁各二钱。决以三剂病已，至期果面色清亮，言笑有神，饮食倍进，肿全消，脉息畅大矣。惟肢体尚见微倦，舌尖有小红累，是虚热也，用桃仁、杏仁、蛤粉、蒲黄，略清结痰，继用香附、青皮、白术、鸡内金、川芎、郁金、党参、山药，调理脾胃，发水痘而复元。是病也，其初见发热者，是寒湿从阴分上蒸，与卫阳交战也；惊喊昏厥者，声发于心，寒湿内逼心阳，乍掩热痰，乍涌于包络，所谓积冷在下，状如厥癫也。若作疮后惊风治之，即败矣。若以子后发热，天明即止，为伤食所致，而概用消导，亦危矣。诸医以为久病正虚，须用气血两补，其识更陋。夫患湿疮月余而渐愈矣。（《读医随笔·证治类》）

按语：本案患者为小儿，先患湿疮，后则半夜发热，日出始退，次日依时而至。越数日，精神委顿，面色惨黯，目胞下垂，四肢胕肿，而左尤甚，头面亦右温左凉，舌苔薄白在后半部，脉息沉紧。病因为寒湿之邪所伤，病机为寒湿深入骨髓，从阴分上蒸，与卫阳交战，故发热；寒湿内逼心阳，乍掩热痰，乍涌于包络，积冷在下，故惊喊昏厥；寒湿在于少阴，心肾阳虚，温煦气化失司，故精神委顿，面色惨黯，目胞下垂，四肢胕肿，而左尤甚，头面亦右温左凉，舌苔薄白在后半部，脉息沉紧。周学海首诊以调理中焦，用桂枝、良姜、乌药、香附、陈皮、菖蒲，服四剂，病无增损，而委顿弥甚，然脉息浮弦；二诊以温补少阴、散寒祛湿，用细辛、川芎、羌活、藁本、威灵仙、生附子、牛膝、巴戟、苍术、桃仁、杏仁，三剂病已，面色清亮，言笑有神，饮食倍进，胕肿全消，脉息畅大；三诊尚见肢体微倦，舌尖红点，以为虚热，治以略清结痰、调理脾胃，用桃仁、杏仁、蛤粉、蒲黄及香附、青皮、白术、鸡内金、川芎、郁金、党参、山药，发水痘而复元，所患湿疮月余而渐愈。周学海辨证，因机证治，环环相扣，疗效卓著。本案周学海有三言相告：一者，若作疮后惊风治之，即败；二者，若以子后发热，天明即止，为伤食所致，而概用消导，亦危；三者，诸医以为久病正虚，须用气血两补，其识更陋。自可举一反三，临证参考。

脾肾阳虚注冬案

常见有人每交冬令，即气急痰多，咳嗽喘促，不能见风，不能正眠，五更以后，即须危坐，面色苍黄，颧颊浮肿，腿酸背胀，举动不便，饮食、二便如常，亦可赤涩溏泄，春分渐暖，始渐平愈。此乃脾、肾之阳两虚，肾中水邪上溢于肺，脾中湿邪下溜于肾，上下湿热浊阴弥漫，肝阳疏泄宣发之性抑郁而不得舒。其人目胞浮而似肿者，脾气滞也，目光露努而少神者，肝气滞也。故必待木气得令许久，肝气始能升举，始能泄肾邪而醒脾阳，与《内经》秋伤于湿，冬生咳嗽之证相似。然伤湿为新病，此乃逐年如此，至时即发，形同痼疾，得不谓之注冬乎？朱丹溪谓：逐年入冬即患咳喘者，时令之寒，束其内热也；先于秋月，泄去内热，使寒至无热可包，则不发喘，即此证也。第泄热之说，犹有可议者。此证虽因内有湿热，实因阳气虚弱，寒湿在表，三焦不得宣通，始蕴蓄而成痰热也，虽无表证，实由表邪。治法当以苦淡清其里，辛温疏其表。苦淡如二妙散、胃苓汤之属；辛温如荆防败毒散、冲和汤之属。古用越婢半夏汤，麻黄、石膏并用，最为有义。若年深岁久，痰涎胶固，寒湿深刺筋骨者，更非海浮石、海蛤粉、瓦楞子、牡蛎、焦楂、桃仁、赭石、礞石，不能涤其痰；非细辛、羌活、白芷、葛根诸品，不能攻其表；非黄柏、侧柏、胆草、柴胡、苦参大苦大寒，不能泄其浊而坚基。且宜先于夏月，乘阳气宣发之令，预为加减多服，使筋骨腠理无有留邪，肠胃三焦无有伏湿，则阴邪下泄，真阳外充，膻中泰然，百体俱适矣。其补药止宜菟丝、杜仲、牡蛎、海螵蛸苦坚咸温，镇固肾气，不宜姜、桂辛烈灼阴也；更不宜承气、陷胸重泄脾肾真气也。若以苏、杏降气，则伐气而上虚；芪、术补脾，则助邪而中满。(《读医随笔·证治类》)

按语： 前人有"阴虚注夏"之说，周学海创"阳虚注冬"之论，特立本案以证。注冬之病，每交冬令，症见气急痰多，咳嗽喘促，不能见风，不能正眠，五更以后，即须危坐，面色苍黄，颧颊浮肿，腿酸背胀，举动不便，饮食二便如常，亦可赤涩溏泄。春分渐暖，始渐平愈。病因病机为脾肾之阳两虚，肾中水邪上溢于肺，寒湿在表，三焦不得宣通，蕴成痰热；兼有肝脾气滞，脾中湿邪下溜于肾，上下湿热浊阴弥漫，肝阳疏泄宣发之性抑郁而不得舒。故必待木气得令许久，肝气始能升举，始能泄肾邪而醒脾阳。辨证要点为阳气虚弱，虽无表证，实由表邪。故治法当以苦淡清其里，辛温疏其表。苦淡如二妙散、胃苓汤之属；辛温如荆防败毒散、冲和汤之属。处方加减，若年深岁久，痰涎胶固，寒湿深刺筋骨者，酌加海浮石、海蛤粉、瓦楞子、牡蛎、焦楂、桃仁、赭石、礞石；寒湿在表，酌加细辛、羌活、白芷、葛根；痰热浊邪蕴蓄，酌加黄柏、侧柏、胆草、柴胡、苦参。

注冬之病，"冬病夏治""宜先于夏月，乘阳气宣发之令，预为加减多服，使筋骨腠理无有留邪，肠胃三焦无有伏湿，则阴邪下泄，真阳外充，膻中泰然，百体俱适"。若补脾肾之阳，宜菟丝、杜仲、牡蛎、海螵蛸苦坚咸温，镇固肾气；不宜姜、桂辛烈灼阴也，更不宜承气、陷胸重泄脾肾真气。周学海提醒："若以苏、杏降气，则伐气而上虚；芪、术补脾，则助邪而中满。"后学谨记。

肺胃燥湿兼邪案

近来诊视，曾见有两种脉，一种其气之初起，自沉分而至于中也，滑而踊跃有势，及至中分，忽然衰弱无力，缓缓而上于浮，形如泥浆；其返也，亦自浮缓缓而下于中，由中至沉，滑而有势，轻按重按，指下总是如此。其证身体困倦，终日昏迷，似寐非寐，心中惊惕，恶闻人声，目畏光明，面带微热，四肢微冷，不饥不欲食，但口渴索饮不止。此卫湿、荣热、风燥在肺，痰热在胃也。身中伏有湿邪，而又吸受亢燥之新邪也。以防风、藁本通卫阳、驱表湿，紫菀、白薇、杏仁、蒌皮宣泄肺中浊气，焦楂、竹茹、石膏、瓦楞子降涤胃中热痰，兼以白芍清肝，天竹黄清心，而神清气爽，身健胃开矣。(《读医随笔·脉法类》)

按语：本案从脉"浮沉起伏中途变易"而论，脉来初起自沉至中，滑而踊跃有势，又忽然衰弱无力，缓缓而上浮，脉返则自浮缓下于中，由中至沉，滑而有势。脉分浮沉迟数，医人皆知；脉浮沉起伏中途变易，非周学海莫可察之，真乃诊脉专家，非详察不可审，非精研不可辨矣！该病证身体困倦，终日昏迷，似寐非寐，心中惊惕，恶闻人声，目畏光明，面带微热，四肢微冷，不饥不欲食，口渴索饮不止。病因病机为卫湿、荣热、风燥在肺，痰热在胃。治以通卫阳、驱表湿之防风、藁本；宣泄肺中浊气之紫菀、白薇、杏仁、蒌皮；降涤胃中热痰之焦楂、竹茹、石膏、瓦楞子，兼以白芍清肝，天竹黄清心，而神清气爽，身健胃开。该病既有湿邪，又感新燥；复杂之病，而有复杂之脉；治法灵活，用药得当，故足可玩味。

忧思抑郁致痿案

近年迭诊四人，大率是忧思抑郁之士也。一以会试留京苦读，冬寒从两足深入上攻，立春之日，忽觉两腿无力，行及数步，即汗大出、气大喘，延至长夏，痿废㿗肿，五液注下。一以久居卑湿，经营伤神，春实时觉体倦食少；夏遂全不思食，体重面惨，腰下无汗，身冷不温，行动即喘，肢软腰酸，不能久坐；入冬痿废，次春不起。一以经营劳力，又伤房室，寒湿内渍；夏患咳嗽，误用清肺，咳极血出；入秋遂唾血沫，色赤如朱，遍身微胕似肿，行动即喘，汗出如注，肤凉不温，医仍作内热，治以清泄，秋分不起。一以被劾褫职，先患遍身胕肿，气促喘急，日夜危坐，不能正卧，医治暂愈，仍觉声粗气浮，两腿少力，秋分复发，无能为矣。此四人者，其脉皆沉大而硬，以指极按至骨，愈见力强冲指而起，虽尽肘臂之力以按之，不能断也。指下或弦紧不数，或混浊带数，或混浊之中更带滑驶，指下如拖带无数黏涎也。两寸皆短，两关先左强右弱，后左右皆强，或右强于左，中间亦有时忽见和缓，而未几仍归于牢，且或更甚于前日也。大便不硬而艰秘不下，仲景所谓腹满便坚，寒从下上者也。推其本原，大率是体质强壮，气血本浊，加以湿邪深渍，原籍肝脾正气以嘘吸而疏发之，而乃劳以房室，抑以忧思，久之肝脾正气内陷，不能疏发，而寒湿遂乘虚滞入肝脾之体矣。血遂凝于腠理，不得出入，而体为之胀满肿大矣。血凝而坚，气结而浊，故脉为之沉伏坚大也。何以知其为肝脾胀大也？凡六腑五脏，皆有脉以通行于身。寒湿之邪，由脉内传于脏，脏气分布之细络，闭塞不得输泄，而气专注于大脉矣。肝脾主血，其体坚实而涩，最易凝结，故斗殴跌仆瘀血内蓄之人，其脉多有沉弦而大，重按不减者……肝脾受克之期，于病机尤宛然可征者也。当微见未甚之时，急用芳香宣发之剂，疏化寒湿，疏肝醒脾，佐以苦降淡渗，使寒从下上者，仍从下出；加以行血通络，使腠理瘀痹者，渐得开通，或可挽回一二。峻药急服，非平疲之法所能为力也。（《读医随笔·脉法类》）

按语：本案重点论脉，兼及病证。原题为"牢脉本义"，所谓"牢脉"，为"沉阴无阳之脉"，综合脉象特点：沉大而硬，实大弦紧。周学海所论，其沉也，"指极按至骨，虽尽肘臂之力以按之，不能断"；其实也，沉取"愈见力强，冲指而起"，如此详细之论，非此莫属。牢脉见有四案：一案，举人会试苦读，内则思虑太过，复感冬寒上攻，春夏之际，而病痿废。二案，其人久居卑湿之地，内则经营伤神，至春夏体倦食少，肢软腰酸，不能久坐，冬即痿废。三案，其人内则经营伤神，又为劳力房室所伤。夏患咳嗽，误用清肺；入秋唾血，治以清泄；至秋不起。四案，其人被劾夺职，自然忧思抑郁，先患膹肿喘急，医治暂愈，但两腿少力；秋分复发，无能为矣。考其病因，大率皆由忧思抑郁而发，《素问·痿论》有"思想无穷，所愿不得""入房太甚""居处相湿""远行劳倦""逢大热而渴"，以致痿病之论，本案皆有验证。牢脉多寒湿深入肝脾，肝脾血瘀气滞而致，病痿而见此脉，本案论之甚详。治法当以微见未甚之时，急用芳香宣发之剂，疏化寒湿，疏肝醒脾，佐以苦降淡渗；加以行血通络，或可挽回一二。牢脉之象、忧思抑郁之因、易发痿病之机、治法之要，本案论之甚详，故以析之，启发后学。

周学海

后世影响

周学海为晚清著名医家，系统整理中医学术，发扬脉学理论，以及其他诊法技能，对现代的中医基础理论、中医诊断学产生极其重要的影响。

一、学术传承

（一）中医基础理论的传承

1. 气血精神理论

精、气、血、津液是构成和维持人体生命活动的基本物质。周学海极其重视气血精神理论，在《读医随笔》中列专篇进行阐述。他将气血精神概括为三气、四精、五神，"医者，道之流也。道家以精、气、神，谓之三宝，不言血者，赅于精也。是故气有三：曰宗气也，荣气也，卫气也。精有四：曰精也，血也，津也，液也。神有五：曰神也，魂也，魄也，意与智也，志也，是五脏所藏也。凡此十二者，为之大纲，而其变则通于天地万物，而不可以数纪"。

（1）气

周学海论气之理论，将散在《黄帝内经》各篇中关于"气"的论述进行汇集会通，概括出气的含义为"气者，无形而有机者也。以其机之所动，有三焦之分出也"。指出气作为生命物质，其特性是"无形""运动"，其源出三焦。周学海的这一认识，体现了古代朴素唯物论和辩证法的思想，而现代的中医理论研究者从哲学角度概括气的含义为"气是人体内活力很强、运动不息的极细微物质，是构成人体和维持人体生命活动的基本物质"，认为气是物质与运动、结构与功能的辩证统一。

元气，在《黄帝内经》中只言真气，而不言元气。元气（原气）一词，首见于《难经》。《难经》所论"气者，人之根本也"；"脐下肾间动气者，人之生命也，十二经之根本也，故名曰原。三焦者，元气之别使也，主通行三气，经历于五脏六腑"；"命门者，精神之所舍，原气之所系也，男子以藏精，女子以系胞。此所谓气主于命门者也"。周学海宗于《难经》提出了"气之主，主于命门"的理论。

基于此论，现代的《中医基础理论》教材提出，元气又称为真气、原气，是人体最根本、最重要的气，是人体生命活动的原动力。元气由肾精所化，根于命门，以三焦为通路，循行全身，内而五脏六腑，外而肌肤腠理，无处不到，推动人体的生长发育和生殖功能，调节和推动人体各脏腑、经络、形体、官窍的生理功能。

周学海论气的分类，把气分为宗气、营气、卫气，并阐述了此三气的生成、分布及功能。"卫气者，本于命门，达于三焦，以温肌肉、筋骨、皮肤，慓悍滑疾，而无所束者也；营气者，出于脾胃，以濡筋骨、肌肉、皮肤，充满推移于血脉之中而不动者也；宗气者，营卫之所合也，出于肺，积于气海，行于气脉之中，动而以息往来者也"。

现代的《中医基础理论》教材引用周学海的这一理论，提出宗气是由水谷精气与自然界清气相结合而积聚于胸中之气，属于后天之气；宗气积于胸中，通过上出呼吸道，贯注心脉及沿着三焦下行的方式而布散于全身；宗气的功能主要有走息道而司呼吸、贯心脉而行气血及资养先天之气三个方面，凡呼吸、语言、发声皆与宗气有关，凡血液的运行、心搏的强度及节律亦与宗气有关。营气是指行于脉中而具有营养作用的气；营气来源于脾胃运化的水谷精微中精华部分所化生，并进入脉中运行全身，内而脏腑，外达肢节，终而复始，如环不休；营气的功能具有化生血液和营养全身两个方面，营气循血脉流注于全身，五脏六腑、四肢百骸、皮肤官窍都能得到营气的滋养。卫气是指行于脉外而具有保卫作用的气；卫气来源于脾胃运化水谷精微中慓疾滑利部分所化生，运行于脉外，不受脉道的约束，外达皮肤肌腠，内而脏腑；卫气具有防御外邪、温养全身和调节腠理的功能，脏腑、肌肉、皮毛等得到卫气的温养，从而保证脏腑肌表的正常生理活动，维持人体体温的相对稳定。

（2）精

周学海论精，认为精可分为精、血、津、液。"精之以精、血、津、液，列为四者"。主要是依据精的概念："精者，有形者也，有形则有质，以其质之所别，有四等之不同也。"认为精、血、津、液这些精微物质都属于精的范畴。此外，周学海对精的论述亦参考了西医学的著述，提出"西医谓精中有三物：一曰虫，能蠕动者，男女交媾，即此虫与女精合而成形也；一曰珠，极细极明而中空，精平方一寸，约有珠五百颗；一曰白汁，极明而淖，珠与虫皆藏汁中。汁与珠二者，其于交媾结形，不知何用也？西医徒恃窥测，而不能明理，虽曰征实，然未免滞于象矣"。周氏对精的理解及阐述为后世医家对"精"的含义理解提供了思路。

精、血、津、液四者的特性皆"有形""有质"，故从属于精，但因其质各自不同，故判为四名。"血之质最重浊；津之质最轻清；而液者清而晶莹，厚而凝结，是重而不浊者也；精者合血与津液之精华，极清极厚，而又极灵者也"。四者形质不同，故其生长、功用亦各自不同。"血者，水谷之精微，得命门真火蒸化，以生长肌肉、皮毛者也"；"精者，血之精微所成，生气之所依也……髓与脑，皆精之类也"；"津亦水谷所化，其浊者为血，清者为津，以润脏腑、肌肉、脉络，使气血得以周行通利而不滞者此也"；"液者，淖而极厚，不与气同奔逸者也，亦水谷所化，藏于骨节筋会之间，以利屈伸者"。

据此，现代的《中医基础理论》提出，精是指人体内的气血津液、髓及水谷精微一切精微物质，均属于精的广义范畴，是构成人体和维持人体生命活动的基本物质，具有繁衍生命、生长发育、生髓化血、濡养脏腑、生气化神等作用。血液是以水谷精微和精髓为主要物质基础，运行于脉管内具有丰富营养的红色液态物质，是构成人体和维持人体生命活动的基本物质之一，能濡养滋润全身脏腑组织，是神志活动的物质基础。津液是人体内一切正常水液的总称，包括各脏腑组织器官的内在体液及其正常的分泌物，津的质地较清稀，流动性较大，分布于机体体表皮肤、肌肉和孔窍，起滋润作用，并能渗入血脉以化生血液；液的质地较浓稠，流动性较小，灌注于骨节、脏腑、脑、髓等处，起濡养作用。精、血、津、液四者皆作为生命物质，为人体生命活动所必需。精、血、津、液易于亏耗，故其病变多见于此，《灵枢·决气》所论精脱、血脱、津脱、液脱为之例证。

（3）神

周学海论神，据五脏所藏，为神、魂、魄、意、志。"神者，无形无机而有用者也，以其用之所成，故推见五性之大本也"。五神的物质基础为气血，藏之于五脏，而外应五志，故曰："五神者，血气之性也。喜、怒、思、忧、恐，本于天命，人而无此，谓之大痴，其性死矣。"周氏认为神的正常与否在于五脏，五脏气血充盛则神藏，气血失调则神病。

周学海称喜、怒、思、忧、恐为"五性"，并分叙"五性之相制"的机理，即"怒伤肝，悲胜怒；喜伤心，恐胜喜；思伤脾，怒胜思；忧伤肺，喜胜忧；恐伤肾，思胜恐。此五性之相制也。举痛曰：怒则气上，喜则气缓，悲则气消，恐则气下，惊则气乱，劳则气耗，思则气结。此五性之病机也"。

此外，周学海又提出神病损伤常见的脏腑，"脾、肺、肾三脏，不言神病者，已具肝、心二脏之病之中，可推而知也"。周氏认为神病多见于肝、心二脏，而脾、肺、肾三脏涵盖其中，并非不病。现代的中医理论研究也提出，五脏与情志的关系中，尤以心和肝两脏最为重要。情志活动虽分属于五脏，但心起着主导作用，情志内伤损伤脏腑，最终皆可伤及心神；肝主疏泄而调畅气机，情志活动有赖于肝气的疏泄条达，肝失疏泄条达，则易出现情志异常。

现代，中医理论研究总结情志内伤的致病特点，提出怒伤肝，怒则气上，过怒可致肝失疏泄而肝气上逆，甚则血随气逆于上的病机变化；喜伤心，喜则气缓，暴喜可致心气弛缓，精神涣散不收的病机变化；思伤脾，思则气结，思虑过度可伤脾气，可致脾的运化无力、运化失常的病机变化；悲（忧）伤肺，悲则气消，忧则气聚，过度悲伤和忧愁，可致肺气耗伤，肺的宣降失常的病机变化；恐伤肾，恐则气下，长期恐惧胆怯或猝然恐吓易伤肾气，导致气机下陷、封藏不固的病机变化；惊伤心胆，惊则气乱，突然受惊可损伤心神，心气紊乱的病机变化，过惊也可使肝胆气虚，决断不定。

（4）精、气、神的关系

周学海关于气血相关的论述，"发源于心，取资于脾胃，故曰心生血，脾统血。非心、脾之体，能生血、统血也，以其脏气之化力能如此也。所谓血藏气者，气之性慓悍滑疾，行而不止，散而不聚者也。若无以藏之，不竟行而竟散乎？惟血之质为气所恋，因以血为气之室，而相裹结不散矣。故人之暴脱血者，必元气浮动而暴喘；久脱血者，必阳气浮越而发热；病后血少者，时时欲喘欲呕，或稍劳动即兀兀欲呕，或身常发热。此皆血不足以维其气，以致气不能安其宅也"。周氏论述的气能生血、血能藏气理论被后世认同并发挥。周学海论述治疗方案，"血虚者，当益其气；气暴者，尤当滋其血也"。现代临床上治疗血虚病变时，常配以补气药以提高疗效；治疗血虚日久而导致气虚或者气血两虚者，常需补气与养血法兼顾。

现代，《中医基础理论》教材提出，气能生血有两个含义，一是指气化是化生血液的动力，从水谷精微化为营气和津液，营气和津液转化为血液，每一个转化过程都离不开气化作用；二是指营气是生成血液的成分之一。气充盛则血液化生充足，气不足则化生血液功能减弱，可导致血虚的病理变化。血能载气，因气属阳主动、血属阴主静，气必须依附于血液而不致散失，依赖血液的运行而布散于全身。血液亏虚之人可出现气虚的病理变化，而大失血的病人，气无所依附而发生大量脱失，称为"气随血脱"。气血病变，首当调气。气虚血少，或血虚及气，皆以补气养血，尤重补气。气虚血瘀，或气滞血瘀，治宜益气活血，或行气活血。气逆血升，或气陷及血，治宜降气止血，或升提举陷以止血。气随血脱，急以补气固脱，"有形之血不能速生，无形之气所当亟固"。

周学海提出气血精神相互关联，密不可分。"大气者，精之御也。精者，神之宅也。神者，气与精之华也。各生于五脏，而五脏之中，又各有所主"。

后世医家据此发挥，提出精、气、神三者之间存在着相互依存、相互为用的关系，精气神之间的关系可表现为气能生精、摄精，精能化气，精气化神，神驭精气的关系。精、气与神的关系实质是物质与精神的对立统一关系，即"形神统一观"，这为指导养生防病、诊断治疗及疾病转归提供了重要理论依据。

2. 气的运动理论

（1）气机之论

关于人体之气的升降出入的论述，在《黄帝内经》中就有所论述，"升降出入，无器不有。故器者生化之宇，器散则分之，生化息矣。故无不出入，无不升降""非出入则无以生长壮老已，非升降则无以生长化收藏"。（《素问·六微旨大论》）周学海将升降出入理论进一步发挥，"升降出入者，天地之体用，万物之橐籥，百病之纲领，生死之枢机也"。在中医历代医家中，周氏论人体之气升降出入应是最为完备和最为系统，尤有特色，流传后世者，在于升降出入之"机"。"无升降则无以为出入，无出入则无以为升降，升降出入，互为其枢者也""鼻息一呼，而周身八万四千毛孔，皆为之一张；一吸，而周身八万四千毛孔，皆为之一翕。出入如此，升降亦然，无一瞬或停者也"。说明气机运动是生命活动的基本特征，气的升降出入运动贯穿于生命活动的始终。关于五脏六腑的气机升降出入，周学海引数家之说，提出肝气升、心气浮、肺气降、肾气藏；或曰左升右降，脾胃中气为之枢纽等理论，这一理论为后世医家采纳并发挥。

现代，《中医基础理论》教材将"气机"列为一节，专题论述。强调人体之气是不断运动且活力很强的极细微物质，它可内至五脏六腑、外达筋骨皮毛，发挥其生理功能，促进人体的各种生理活动。呼吸运动、饮食水谷的消化吸收、津液的代谢及气血的运行，都依赖于气的升降出入运动。一旦气的运动停止就意味着生命活动的终止。气的升降出入运动是通过脏腑的生理活动表现出来的。就五脏而言，心的升降特性主要为降，而降中又有升降；肺之宣发与肃降是升降出入的对立统一，但肺气以清肃下降为顺，肺的气机特性主要为降，升为次之；肝主升发，调节气机，以升为主，降居其次；肾位于下焦，其气机以升为主，降居其次；脾胃居于中焦，脾升胃降，为气机升降的枢纽。人体脏腑组织不仅各自进行着升降出入运动，脏腑之间的气机升降也要相互配合，相互联系，出入不已，升降不止，维持机体内外环境的统一，保证机体的物质代谢和能量转换的动态平衡，如心肾相交，水火既济；肺主呼气、肾主纳气；肝主升发，肺主肃降；脾主升清，胃主降浊等。

（2）气机失调

周学海论升降出入异常，"内伤之病，多病于升降，以升降主里也；外感之病，多病于出入，以出入主外也。伤寒分六经，以表里言；温病分三焦，以高下言，温病从里发故也。升降之病极，则亦累及出入矣；出入之病极，则亦累及升降矣。故饮食之伤，亦发寒热；风寒之感，亦形喘喝。此病机之大略也"。指出外感和内伤病因会对气机产生不同影响，继而影响脏腑的功能而导致多种疾病。气的升降出入之间是相互影响的，因为"升降之病极，则亦累及出入，出入之病极，则亦累及升降矣"。升降失常必然累及出入，出入失常也必然病及升降，故升降出入气机失调，不论内伤与外感、新病与久病都是经常可以发生的。

后世医家总结周学海的升降出入病机理论，认为主要有两个方面：一是认为病邪侵袭人体，使人体气的升降出入运动失调，进而导致脏腑功能失调，从而产生各种病证；二是认为病邪的种类不同，侵入人体的部位也不尽相同，或升，或降，或集，或散，有一定的来路也有一定去路。

周学海把气机病证分为气亢于上、气陷于下、气郁于内、气散于外四大类。这些理论颇受后世医家推崇。气的升降出入运动之间的协调平衡，称为"气机调畅"，如果气的升降出入运动紊乱，升降失调，出入不利，会影响五脏六腑协调统一而发生种种病变，这种气的升降出入之间的平衡失调，即为"气机失调"的病理变化。气机失调主要包括气机不畅、气滞、气逆、气陷、气脱、气结、气郁、气闭等，气的运动失调表现于脏腑可见肺失宣降、脾气下陷、胃气上逆、肝气郁结、肾不纳气等。外感六淫、七情内伤、饮食劳逸等因素皆可引起气机失调，气机失调则可导致各种病证。

此外，现代医家受周学海的气机升降出入理论启发，探讨《伤寒论》的六经病之病机，指出：第一，太阳病是营卫出入之机的失调。当营在内而不出、卫在外而不入，致营卫不和而形成太阳病。第二，阳明病是阳土之气的不降。阳明病的病机为"胃家实"，乃胃气因实邪阻滞而不降所致。第三，少阳病是气机升降道路的不畅。周氏提出少阳病不应仅仅理解为胆病，更主要的是三焦病，三焦为元气、津液的通道，邪入少阳，气机升降道路壅塞，表现阴出阳入与阴升阳降的失常。第四，太阴病是阴土之气的不升。太阴病以"脾家"即脾脏的病变为主，病机为脾气不升、清气下陷。第五，少阴病是水火升降的失常。心属火、肾属水，心肾相交、水火既济是人体阴阳平衡的根本，少阴病乃心肾水火升降的失常。第六，厥阴病是气血升降的逆乱。厥阴病有寒证、热证、寒热错杂证，均属气血升降不调而引起的气机逆乱。

（3）调理气机

周学海论及调理气机之治法，提出"必明天地四时之气，旋转之机，至圆之用，而后可应于无穷"。提出调理气机升降出入，应审其病证轻重，对于病情轻者"气之亢于上者，抑而降之；陷于下者，升而举之；散于外者，敛而固之；结于内者，疏而散之"即可；对于病情复杂、病情较重者"气亢于上，不可径抑也，审其有余不足：有余耶，先疏而散之，后清而降之；不足耶，行敛而固之，后重而镇之。气陷于下，不可径举也，审其有余不足；有余耶，先疏而散之，后开而提之；不足耶，先敛而固之，后兜而托之。气郁于内，不可径散也，审其有余不足：有余者，攻其实而汗自通，故承气可先于桂枝；不足者，升其阳而表自退，故益气有借于升、柴。气散于外，不可径敛也，审其有余不足；有余者，自汗由于肠胃之实，下其实而阳气内收；不足者，表虚由于脾肺之亏，宣其阳而卫气外固"。

周氏对调理气机升降失常的论述十分详尽，后世医家得以启发，提出气机失调的治疗原则为"调理气机"。具体而言，气滞者以行气；气闭者以开窍通闭；气逆者以降气。气陷和气脱虽为气机失调的表现，但本质上属于气虚的范畴，因此治疗的出发点为益气补虚，气陷者以益气升提，气脱者以益气固脱。在调理气机的同时，还应注意更脏腑之气的气机特点，如肺气肃降、肝气升发、脾气主升、胃气主降等，顺应脏腑生理之气的升降出入，予以适当的调理治疗。

3. 五行制化理论

（1）五行承制生化

五行承制生化理论首见于《黄帝内经》，《素问·六微旨大论》中提到"承乃制，制则生化"。周学海进一步发挥此理论，认为"所谓承者，非从其外而附之，乃具其中而存之者也""制也者，万物之所以成始而成终也""天下无一物不备五行，四时无一刻不备五行之气，但有多寡之数，盛衰之宜。一或营运有差，则胜者亢，而不胜者害矣。其所以不终于害者，以有制之者也。其制也，非制于既亢之后也"。说明承制是万物内部所存在的固有的规律，由此可以有生化、有始终。周学海还强调"承者，隐制于未然，斯不待其亢而害，消于不觉矣""其制也，非制与既亢之后也"。承与制密切相关，承隐制中，制在承内。例如，"火承以水，则火自有所涵而不越；水承以土，则水自有所防而不滥；土承以木，则土自有所动而不郁；木承以金，则木自有所裁而不横；金承以火，则金有所成而不顽"。承制相克能有效地防止事物过于亢盛而为害，其结果是有利于生化，"既防亢害之后，而有开生化之先"。例如，"木得金制，则不致横敛而力专于火""火得水制，则不致涣散而精聚于土"，则有利于万物之生，为制中有生。"木亢不成火，以其湿也，得金制之，则木燥而火成""火亢不成土，以其燥也，得水制之，则火湿而土成"，则有益于万物之化，为制中有化，制中有生，五行之间相互生化，相互制约，为"诸乾坤阖阖阴阳不测之妙"。周氏对五行承制生化理论的体会、认识对后世医家颇有重要影响。

现代，《中医基础理论》教材明确五行制化的基本概念，是指五行相生和相克关系的结合，五行之间既有相互资生又有相互制约的关系，可以维持五行之间的协调和平衡稳定。五行之间的制化调节规律，即木生火，火生土，木克土；火生土，土生金，火克金；土生金，金生水，土克水；金生水，水生木，金克木；水生木，木生火，水克火。五行之中若有一行过于亢盛，必然会有另一行来克制、制约它。

有现代学者认为，五行的生克制化理论与现代控制论的反馈调节原理有着密切的联系。五行中的某一行都是控制系统，同时也都是被控制对象。五行的生与克，实际上就是代表着控制信号与反馈信号两个方面。从控制论而言，五行的生克制化就是由控制系统和被控制对象构成的调控系统，通过对系统本身的控制和调节以维持整个系统的协调和稳定。

（2）五行承制临证

"金元四大家"之一刘完素，发挥了《黄帝内经》有关气候变化与人体生理病理相关的理论学说，将亢害承制理论与人体五脏的病理变化相联系，用来解释疾病变化中本质与现象的关系。周学海宗《素问玄机原病式》之旨，论及承制之机，"所谓五行之理过极，则胜己者反来制之"。例如，火热过极，反兼于水化，犹疮疡属火，而反腐出脓水；谷果肉菜，热极则腐烂，溃为污水之类。病机理论又有顺化（传化）、对化，"必极而后化"；亦有兼化（虚化）、合化（实化）等，皆与五行承制生化密切相关，这些理论对于辨证施治具有重要的指导意义。

周学海阐述承制生化理论应用于辨证论治，"于承制之实，必能安其屈状，而始有防危之功；于承制之虚，必能查其本原，而后为见真之智也。且夫五行之相生相制也，万物由此而成，万法由此而出"。谈及具体应用如桃为肺之果，核主利肝血；杏为心之果，核主利肺气，皆制化之理。因此，周学海在文中提到："盖天地所生之万物，咸感五运六气之生化，明乎阴阳生克之理，则凡物之性，皆可用之而生化于五脏六腑之气矣"。可见，掌握承制生化理论于辨证论治中，可以调节人体阴阳五行协调平衡。

周学海阐述承制生化论应用于制方，则用柯韵伯论四神丸方义为例证。四神丸治疗脾肾阳虚之五更泻，其病机为脾虚不能制水、肾虚不能行水；命门火衰，不能生土；少阳气虚，无以发陈。故方中二神丸，即补骨脂辛燥入肾以制水为君；肉豆蔻辛温入脾，以暖土为佐。五味子散中五味子酸温，以收坎离耗散之火，少火生气以培土为君；吴茱萸辛温，顺肝木欲散之势，为水气开滋生之路，以奉春生为佐。二方合用即为四神丸，二神丸是承制之剂，五味子散是化生之剂，周学海认为"此治制方之法，必本于五行承制生化之理"。药物又有气味之用，互有生化。例如，取气寒以治热，而不知寒之苦者入心化火；取气热以治寒，而不知热之咸者入肾化水等，故"用其味者，必审其气；用其气者，必防其味"。周氏认为制方应用必须遵循承制生化规律，方能取得事半功倍的治疗效果。

周学海继承并发挥了承制生化理论，并举例论证承制生化理论在辨证论治中的作用，思路清晰，论证充分，对后世医家进一步理解承制生化理论具有一定的启发作用。

4. 阴阳三分理论

三阴三阳理论始见于《黄帝内经》。如《素问·天元纪大论》论曰："阴阳之气，各有多少，故曰三阴三阳也。"《素问·至真要大论》也提到："愿闻阴阳之三也，何谓？岐伯曰：气有多少，异用也。"主要根据各自阴阳之气的多少，把阴分为太阴、少阴、厥阴，把阳分为太阳、阳明、少阳。历代医家对三阴三阳的认识，主要从时间、经络、脏腑等角度探讨。

（1）脏腑之三阴三阳

周学海专篇论三阴三阳，提出了六经与五脏不能强合。"三阴三阳者，天之六气也，而人身之血气应焉。然血气之行于身也，周流而无定；而三阴三阳之在身也，有一定之部分，则何也？人身三阴三阳之名，因部位之分列而定名，非由气血之殊性以取义也""经络之三阴三阳，以其所行之部分表里言之也；脏腑之阴阳，以其脏腑之本气刚柔清浊言之也。明乎此，则肾为少阴，不必强合于君火；小肠为太阳，不必强合于寒水"。周学海认为《黄帝内经》论述五脏与经络的三阴三阳有所不同，不必将经络与五脏强合，"脏腑之阴阳，以其脏腑之本气刚柔清浊言之"，周氏认为把三阴三阳的概念应用于脏腑理论之中，旨在说明人体的结构和生理功能，他的这一观点颇受现代医家的认可。

现代，《中医基础理论》各版教材皆以阴阳学说作为中医学的思维方法之一，贯穿中医学理论体系的各个方面，用以说明人体的组织结构及生理功能。如五脏"藏精气"而属阴，六腑"传化物"而为阳。五脏分阴阳，心肺居于横膈之上属阳，而心属火，为阳中之阳；肺主肃降，为阳中之阴。肝、脾、肾位于横膈之下属阴，肝主升发，为阴中之阳；肾属水，主闭藏，为阴中之阴；脾属土，居中央主四时，为阴中之至阴。

（2）经络之三阴三阳

周学海也提出六经与六气不能强合。"十二经之三阴三阳，其名称起于人身之分野，而分野则何为有三阴三阳也？曰：象于天地之义也。南面而立，阳明在前，阳之盛也，非燥气在前也；太阳在后，远而外之也，非寒气在后也；少阳在侧，前后之间也，非火气在侧也。三阴同法。只因分野、方位、表里以定名，非因风寒燥火暑湿六气以起义也"。周氏认为十二经脉不应以六气来划分三阴三阳，而是由人体的分野、部位、表里来划分。周氏还强调，三阴三阳的名称，不可与脏腑气血等随意牵强附会，并明确了经络之三阴三阳的部位实质即"表里"二字，"独未闻有以脉之浮沉出入，分属三阴三阳者，而求之经文，确有此义，故纵言及之，以质之有道者。明乎此，则知三阴三阳之名，随处可称而不可互相牵合者也""经络之三阴、三阳，以其所行之部分表里言之""须知三阴三阳，只是经络表里之雅名，于脏腑气血之阴阳，不相涉也"。可见，周学海对三阴三阳理论的见解，既有独到之处，又兼有百家之长。因此周学海的理论，对后世医家研究经络名称，具有一定的启发。

现代，《中医基础理论》各版教材沿袭此论，十二经脉的名称都是根据经脉分布于人体手足内外侧、所属脏腑的名称及阴阳属性而命名的。行于上肢、起于或止于手的经脉，称为"手经"；行于下肢、起于或止于足的经脉，称为"足经"。分布于四肢内侧面的经脉，属"阴经"；分布于四肢外侧面的经脉，属"阳经"。按照经脉分布的前、中、后位置，阴经分为太阴、厥阴、少阴，阳经分为阳明、少阳、太阳。手足三阴经、三阳经，通过各自的经别和别络进行沟通联系，组成六对表里相合关系。

5. 病因病机理论

（1）伤寒伏气发病说

伏气发病说，源于《黄帝内经》，《素问·生气通天论》中提到："冬伤于寒，春必温病。"在《伤寒论·伤寒例》中亦有论述，在《温热经纬》卷二有"仲景伏气温病篇""仲景伏气热病篇"专篇论述伏气证治。但是，周氏在《伤寒补例》中提出质疑："何得一言伏气，便专属于温病，与伤寒截然无涉？"周学海强调感受寒邪后，伤寒发病并非只能化暑化热，临床中亦有"伏气之寒病"。并据理阐述感受寒邪后，发病形式分为触发和晚发。

周学海认为，"触发"须新感风寒，春月时阳上升，或饮食劳倦等因素方能发病；而"晚发"则不须外界因素，下焦伏寒日久，化生湿邪以渐上行，使阳气不得安窟方能发病。周氏在《伤寒补例》中阐述触发证和晚发证的证候特征。周氏针对伏寒证确立了治疗原则，指出下焦伏寒病须选用温散药中沉降下行之品，使得邪气从下而出，并指出沉降下行的中药包括威灵仙、独活、吴茱萸、沉香、牛膝、泽泻等。

周学海在临证体会的基础上创立的伏寒发病说，见解独特，理论完备，为后世中医理论研究及临床辨证论治扩宽了思路，具有很高的理论价值和实用价值。

（2）合病并病真假两感说

周学海认为，前代医家论述合病并病多有牵强，如素胃寒者，一伤于寒，即口淡，即便滑；素阴虚者，一伤于寒，热气内菀，即喘喝，即口渴，可见未必是邪传阳明，或邪传太阴。周氏由此认为"两阳同感，谓之合病；由此连彼，谓之并病"。周学海对发病形式中的合病、并病的论述，见解独特，对后世医家的理论研究及临床诊治都具有重要的参考价值。

周学海在《黄帝内经》基础上发挥"两感"含义，提出"两感"的发病形式有三种，即阴阳两感、脏腑两感、寒温两感。阴阳两感者，是阴阳两经并感于寒毒；而寒邪先伏于下焦，新寒复中于上焦，亦属于阴阳两感范畴。此外，太阳少阴两病未必不兼见阳明太阴证，阳明太阴两病未必不兼见少阳厥阴证，周学海将此项亦列于阴阳两感范畴中，可谓机圆法活，独具创意。脏腑两感者，乃是外经与脏腑同感于寒毒，非传腑传脏。寒温两感者，乃寒温两毒相伏，非伤寒化温、温病转寒之意。周学海例举脏腑两感者，或由饮食伤于肠胃，或由呼吸入于胸中，外感风寒而合内寒上冲于肺，下侵于肾，于是恶寒发热、筋骨强痛之中，又有咳嗽、呕吐、泄泻、腹痛之苦。急者温中发表并用，缓者先救其里，后攻其表。寒温两感者，若冬月寒伏下焦，入春感于风温而发病，其证初起上见喘粗，声如瓮中，渐见面目胕肿，神志昏迷，反胃干呕。大法当先治其温，后治其寒。周学海的两感之说，是在《黄帝内经》本意基础上的阐述，是对《黄帝内经》《伤寒论》理论的发挥和完善，对现代中医基础理论研究和临床实践具有很高的借鉴和参考价值。

6. 虚实补泻理论

（1）邪正盛衰　虚实辨证

虚实辨证见于《黄帝内经》《难经》《伤寒论》等经典著作之中，周学海继承并发挥了这一理论，他提出疾病过程中不仅可以产生单纯的或虚或实的病理变化，而在长期的、复杂的疾病过程中，也可能会出现虚实错杂、虚实真假的病机变化。现代研究认为，疾病的发生以正气不足为内在根据，邪气为重要条件；疾病的发展在于邪气盛则实，精气夺则虚；疾病的变化在于正邪盛衰消长和虚实进退；疾病之转归在于正邪存亡。虚实之间存在多种病机变化，主要有虚实错杂、虚实转化及虚实真假等方面。

虚实错杂是指在疾病过程中，邪气与正气相互斗争，邪气盛与正气虚同时存在的病机状态，包括虚中夹实、实中夹虚两类。虚中夹实指病理变化以正虚为主，又兼夹实邪留滞于内的病机状态，正如周学海所言"其人素虚，阴衰阳盛，一旦感邪，两阳相搏，遂变为实者，此虚中兼实也"。实中夹虚指病机变化以邪实为主，又兼有正气不足的病机状态，正如周学海所言"病本邪实，当汗如下，而医失其法；或用药过剂，以伤真气，病实未除，又见虚候者，此实中兼虚也"。

虚实转化指在疾病过程中，由于邪气久留而致正气不足或正气不足而致实邪积聚的虚实病机转化过程，包括由虚转实和因虚致实两类。由实转虚指在疾病发展过程中，本为实证，但由于失治、误治或年老体衰，而导致正气亏耗，从而形成由实致虚的病机变化。因虚致实指正气本虚，脏腑组织生理功能减退，致气、血、津液等不能正常代谢运行，从而产生气滞、瘀血、痰饮等实邪滞留于体内的病机变化。

虚实真假指在疾病的某些特殊情况下，疾病的现象与本质不完全一致的时候，出现的某些与疾病本质不相符的假象的病机状态，主要包括真虚假实和真实假虚两类。周学海引丹波元坚之言，认为"真虚假实或真实假虚，关键在于辨证，假证发露，抑遏真情，只要用心体察，辨其疑似，自可判断，而不难处治"。真虚假实是由于机体正气不足，脏腑、经络等功能减退而运化无力，而表现某些实的假象，如脾胃虚弱，运化功能减退引起的腹胀腹痛属于此类。真实假虚由于实邪结聚，阻滞经络，气血不能外达而表现某些虚的假象，如热结肠胃出现的面色苍白、精神萎靡不振属于此类。

（2）虚实补泻　扶正祛邪

周学海的补泻之法以八法而言，则汗、吐、下为泻法；温、清、和为补法；又有正补正泻法、隔补隔泻法、兼补兼泻法、以泻为补、以补为泻、并用补泻法等。

现代，中医理论研究者总结周学海的补泻之法，运用体会包括：其一，虚实错杂，补泻同施。实中兼虚者，宜泻中兼补；虚中兼实者，或从缓下，或一下止服。其二，虚实转化，或补或泻。因虚致实或因实致虚者，当辨明虚实相因而采用补泻之法。并强调"治虚邪者，当先顾正气，正气存则不至于害""治实证者，当直攻其邪，邪去则身安"。其三，攻补两难、顾护胃气。周学海提出"治实者，急去其邪；治虚者，治专于补。其顾胃气，人所易知也，独此邪盛正虚，攻补两难之际，只有力保胃气"，这是因为"胃气一败，则百药难施"。其四，欲补先泻、夹泻欲补。周氏指出某些因虚致实之证，服用补益剂易助邪为患，因而主张"凡服补益者，必先重服利汤，以攘辟其邪，以开补药资养之路也"。其五，气分径攻、血分托补。周学海提出"病在气分而虚不任攻者，补其血而攻其气；病在血分而虚不任攻者，补其气而攻其血"。可见周学海临床辨证论治不拘一格、机圆法活。

现代，中医理论研究根据虚证和实证制定治疗原则为扶正和祛邪。扶正和祛邪应用，必须分清虚实之证，尤其是虚实真假错杂之证。扶正与祛邪的运用方式主要包括：第一，扶正和祛邪单独使用。扶正适用于正气虚弱为主要矛盾的虚证，祛邪适用于邪气亢盛为主要矛盾的实证。第二，扶正与祛邪兼用。适用于虚实错杂之证，根据正虚和邪实的矛盾主次，扶正与祛邪兼用时亦要有主次之分。扶正兼祛邪以扶正为主，兼顾祛邪。祛邪兼扶正以祛邪扶正、兼顾扶正。第三，扶正与祛邪先后使用。亦适用于虚实错杂之证。先祛邪后扶正，适用于邪盛正虚、尚能耐受攻伐，或虚实错杂中以邪盛为主，若兼顾扶正反会助邪的病证。先扶正后祛邪，适用于正虚邪盛、不耐攻伐，若兼以攻邪会更伤正气的病证。由此可见，后世医家对虚实之证的辨证论治是深受周氏影响的。

综上所述，周学海不仅精研《黄帝内经》《伤寒论》等经典著作，而且校勘评注古医籍，继承并创新中医理论，进一步促进中医理论体系的发展。

（二）脉诊理论的推广

周学海对诊断学有较深入的研究，论脉尤为精详。其在《重订诊家直诀》自序有言："医有四科：曰脉、曰证、曰药、曰方。知脉而后知证，知药而后能方，故脉尤汲汲也。"强调在辨证施治过程中，先知脉法脉理，随之选方用药。故汇集百家名论，参以西说，并结合自己读书临证之心得体会，而撰《脉学四种》，为中医诊断学脉诊理论之专著。

1. 创新脉诊纲领应用

周学海对脉诊理论和实践最重要的贡献就是提出著名的脉诊纲领——正脉之提纲"位、数、形、势"；变脉之提纲"微、甚、兼、独"。他认为"此八者（位数形势、微甚兼独），一经一纬，于脉象之千变万化，无不隐括其中，能于各自中析其常变，参伍错综，隐显毕贯，则脉理靡不了然心目，不必拘于二十八脉之名，而三指既下，即洞见病证之源流矣"（《诊家直诀》）。此纲领全面系统总结了构成脉象诸要素，有利于审定病机，尤以"位、数、形、势"作为诊脉提纲，流传至今，对后世影响颇为深远。中医诊断学很多教材都引用和遵循这一理论，推广应用，并称之为传统脉象要素。后人在周学海的八字诊脉纲要基础上进一步总结、归纳、演绎为不同的现代脉象要素。

"位、数、形、势"是周学海提出的分类脉象的纲领。周学海认为，人有百病，脉有万变，"古人立二十八脉名目，不过悬象以提其纲，非谓脉之变化尽于此也"。因此，他以各家之说为依据，潜心实践，奋志揣摩，提要钩玄，得出脉有四科的结论，"夫脉有四科，位、数、形、势而已。位者，浮沉尺寸也。数者，迟数促结也。形者，长短广狭厚薄粗细刚柔，犹算学家之有线面体也。势者，敛舒伸缩进退起伏之有盛衰也"。（《重订诊家直诀·指法总义》）

"位、数、形、势"将三部九候部位、脉之速率多寡、脉之形象变化、脉力之盛衰概括无余，故称"正脉之提纲"，纲举目张，诚为"脉学之上乘，诊家之慧业也。"周学海在《重订诊家直诀·位数形势》中列举中医学历代医家之脉诊理论和实践，加以论述发扬，旨在推广应用。位，是指脉搏动位置的深浅；数，是指脉搏动的至数和节律；形，是指脉形的粗细、长短、脉管的硬度及脉搏往来的流利度；势，是指脉搏力量的强弱，而与脉的硬度和流利度也密切相关。

周学海提示脉象的立体动态特征及其所含的频率、节律、张力、部位等数理因素，为后人科学分析诸种脉象提供了新的思路与方法。

除了以位、数、形、势概括诸脉外，周氏还认为，人体脉象有微甚独兼的变化。"微甚兼独者，变脉之提纲，即体察形势之权衡也"（《重订诊家直诀·微甚兼独》）。微、甚者，主要体察形势，权衡轻重。兼、独者，脉象兼见，脉象独见之谓。脉之所见，必有兼象；而一般脉无单见。而且，有因兼独而分，兼独每因微甚而见，形形色色，必须明辨。

故周学海论脉以"位、数、形、势"为经，以"微、甚、间、独"为纬，百病之虚实寒热全从此八字上分合剖析，而自推见本原。在当时的自然科学条件下，周学海对中医脉象的本质能提出如此精辟的论述，确实是难能可贵的，足见周氏对中医脉象本质认识的深刻程度。

2.脉象要素传承发展

在周学海脉诊研究的基础上，现代研究脉象要素分别是部位、至数、长度、宽度、力度、流利度、紧张度及均匀度八方面。将二十八种脉象按

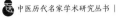

照此脉象要素进行分类讲解，有利于学习者更好地掌握其脉象特征。

（1）脉位

脉位是指脉动显现部位的浅深。如浮脉、沉脉。

浮脉，轻取即得，重按反减；举之有余，按之不足。其脉位较浅。《黄帝内经》称毛脉。其相类脉有散脉、芤脉、革脉、洪脉和濡脉。其脉象特征都是脉动部位肤浅。而在其他方面有不同之处。如散脉为浮散无根，稍按则无，至数不齐，脉浮大而散乱，按之则无，常伴节律不齐或脉力不匀。芤脉为浮大中空，如按葱管，应指浮大而软，边实而中间空。革脉为浮而搏指，中空外坚，如按鼓皮。洪脉应指浮大而充实有力（浮、大、强）。濡脉为浮而细软无力。

沉脉，轻取不应，重按始得；举之不足，按之有余。其相类脉有伏脉、牢脉与弱脉。其脉象特征分别为伏脉重按推筋着骨始得，甚至伏而不显。牢脉沉而实大弦长，坚牢不移，即沉弦实大长五种脉象的相兼脉。弱脉为沉而细软无力。

（2）脉率

脉率是指脉搏频率的快慢。如迟脉、数脉。

迟脉，脉来迟缓，一息不足四至（每分钟 60 次以下）。其相类脉为缓脉，其脉象特征为一息 4 至（每分钟 60 ～ 70 次）。

数脉，脉来急促，一息五六至（每分钟 90 ～ 130 次）。其相类脉为疾脉。其脉象特征为脉来急疾，一息七至以上（每分钟 140 次以上）。

（3）脉长

脉长是指脉动应指的轴向范围长短。如长脉、短脉。

长脉，脉体较长，超过寸关尺三部。短脉，脉体较短，不能达于三部。

（4）脉宽

脉宽是指脉动应指的径向范围大小，即手指感觉到脉道的粗细。如大脉、细脉。

大脉，脉体宽大，但无脉来汹涌之势。若兼有充实有力，来盛去衰，状若波涛汹涌则称之为洪脉。洪脉应指浮大而充实有力（浮、大、强）。

细脉，脉细如线，但应指明显。其相类脉有濡脉、弱脉和微脉。其三种脉象都有细软无力的特征。不同之处是濡脉兼有浮脉特征，即轻手相得，重按不显。弱脉还有沉脉特征，即轻取不应，重按乃得。而微脉以极细极软，按之欲绝，若有若无为特征。

（5）脉力

脉力是指脉搏力量的强弱。如实脉、虚脉。

虚脉，三部脉举之无力，按之空豁，应指松软。脉搏搏动力量软弱，是无力脉的总称。按形态可分为两类，宽大无力类，如芤、散脉；细小无力类，如濡、弱、微脉。

实脉，三部脉充盛有力，举按皆然，为有力脉的总称。如弦脉、紧脉和洪脉等脉皆属实脉类。

（6）流利度

流利度是指脉搏来势的流利通畅程度。如滑脉、涩脉。

滑脉，往来流利，如珠走盘，应指圆滑。有滚动前行之势。其相类脉为动脉，其脉象特征为脉形如豆，滑数而短，厥厥动摇，关部尤显，具有滑、数、短三种脉象的特征。

涩脉，形细而行迟，往来艰涩不畅，如轻刀刮竹，脉律与脉力不匀。

（7）紧张度

紧张度是指脉管的紧急或弛缓程度。如弦脉、缓脉等。

弦脉，端直以长，如按琴弦，应指有挺直劲急之感。其相类脉为紧脉，其脉象特征为脉势紧张有力，绷急弹指，状如牵绳转索，比弦脉更绷急有力，坚搏亢指。而脉管的紧张度迟缓的脉象有很多，如已提及之缓脉、濡脉和芤脉等。

（8）均匀度

均匀度包括两方面，一是指脉动节律是否均匀；二是指脉搏力度、大小是否一致。如结、代和促脉。

结脉，脉来缓而时止，止无定数，主要特征脉率缓慢而有不规则的歇止（脉律不齐）。代脉，脉来时止，止有定数，良久方来，有规律歇止，时间较长，可伴脉之形态变化。促脉，脉来数而时止，止无定数，脉率较速或快慢不定，间有不规则的歇止。

二、后世发挥

（一）脉诊现代研究

周学海以他特有的睿智和悟性，发现了构成脉象的生物物理学要素"位、数、形、势"，不仅揭示了构成人体脉象的本质要素，而且又执简驭繁地解决了长期以来纷纭聚讼、莫衷一是的脉象归类问题。现代学者则对周学海的脉学贡献进行探讨，认为周学海脉学著作不仅范围广泛，而且议论皆精，是后世研究脉学不可多得的参考资料。

脉象是指脉动应指的形象，医生通过手指触按患者桡动脉处获取的浅表搏动信息，是观察体内生理和病机变化的一个窗口，对确定病位、辨别病性、探求病因、判断病种和推断预后都具有重要的参考意义。因此，脉象信息的获取和处理成为脉诊客观化研究的关键，以解决"在心易了、指下难明"的状况。

古今很多医家都对脉象进行了提纲挈领的归纳，如《灵枢·邪气脏腑病形》以"缓、急、大、小、滑、涩"为纲；《难经》以"浮、沉、长、短、滑、涩"为纲；徐灵胎《洄溪脉学》以"浮、沉、迟、数、虚、实"

为纲；陈修园《医学实在易·持脉秘旨》以"浮、沉、迟、数、细、大、长、短"为纲等。但这些在描述脉象构成方面都不够完整具体，在用现代化技术复制分析脉象时都不能全面概括其包含的因素，而周学海的"位、数、形、势"，虽简但实广，能够把脉象因素进行充分概括，中医脉诊的现代化和客观化研究以此理论作为主要研究思路和技术路线，开展脉诊仪的研制。

脉诊是我国传统医学的重要组成部分和最具特色的诊断方法之一。随着现代科学技术的应用和发展，以及生物医学、力学、工程学、数学、计算机技术等向中医学领域的渗透，自 20 世纪 50 年代以来，投入脉诊客观化研究的学者日益增多，并结合现代科学技术的最新进展，对脉诊的理论、诊脉方法、临床诊断和实验研究等方面均开展了大量工作，并取得了许多可喜的成就。现代生物力学之父——美籍华人生物力学家冯元桢教授称中医脉诊为"无损伤诊断方法的巅峰"。

到目前为止，我国已研制开发出多种性能各异的脉诊仪，运用不同形式的传感器与换能器，描记出脉搏图像的变化，并运用电子计算机对脉搏图的信息进行自动的提取和分析。脉诊仪的检测方法包括脉搏波及取脉压力的检测、脉象多种力学参数的检测、脉象宽度的检测。主要是从不同角度对脉象的浮沉、至数、节律、粗细、刚柔、滑涩和强弱等信息进行检测，其关键在于中心传感器的灵敏度。

脉象传感器的基本功能是将切脉压力和挠动脉搏动压力这些物理量转换成为便于测量的电量。脉象传感器是脉象检测系统的重要组成部分。它的种类很多，如按测量原理来分，可分为压力式、光电式、电容式、超声多普勒式及电阻抗式等。如按形式种类来分，可分为单探头、双探头复合式、三探头和五探头等。其中单探头传感器是目前传感器中最常见的形式。

我国当前较为先进的一种脉诊仪是 ZM—Ⅲ型智能脉象仪。其特点是：

脉象换能器采用"带副梁的悬臂式"结构，从脉象的特征为入口，进入问、望、闻诊参考的中医辨证系统，通过电脑软件的处理，将脉象信息以图形的形式输出，并得出检测结果和临床提示。据国内文献报道，采用此智能脉象仪，对慢性肾功能衰竭患者、冠心病心血瘀阻证患者及健康人进行脉图参数分析。结果显示各组脉图参数 h1、h3、h3/ h1、w/ t、t 及 As 均存在显著性差异。此类临床试验为中医脉诊客观化研究提供了宝贵经验。但是，这类脉象仪由于单探头传感器的结构特点，限制了更多脉搏信息的测定，因而获取的脉象信息不够全面，同时与中医学传统的"三部九候"诊法相差较大。

中医临床脉象诊断，主要通过诊察寸、关、尺三部脉象的变化，进行疾病证候的诊断。因此，近年来，趋向三探头脉诊仪的研制与开发。已有学者研制出三部脉象检测系统，三部脉象传感器可在寸关尺三个部位上任意调节，不仅可以很好地模拟手指三部切脉的切脉方法，也可以灵活地实施"举、按、寻"的指法。古代医家认为，两手寸、关、尺六部脉象的变化，可分别候五脏六腑之气，这预示着寸、关、尺六部脉包含着不同的能量信息，所以，三探头脉诊仪能够更好地获取脉象要素的位数形势等信息。国内研制较早的三探头脉诊仪为 DY-SS-1 型脉诊仪，利用三探头动态协同采集脉象信息，不仅可以采集单部脉之信息，并可采集三部脉象之间的协同变化及相互影响的信息。脉象分析方法上，根据中医学整体观和平衡观，引用藏象、阴阳、气血、三焦等理论，采用独诊法和辨证法相结合的分析方法，以整体重于局部，平衡重于强弱的思维方式，对采集的脉象信息进行综合分析，弥补以往以频域、时域为主导的分析方法之不足。经过临床试验证实，此类三探头脉诊仪更符合中医学传统的脉诊理论，对中医临床治疗有一定指导意义，是脉诊客观化发展的新方向。

综上所述，几十年来，各位学者从不同的角度做了大量工作，试图能够从传统的脉象要素方面综合地反映脉象的全部客观信息，但由于中医脉诊具有复杂性与多变性，含有多线性的信息，因此，虽然研究工作取得了一定的进展，但还没有成型的经验和成功的推广，但却给今后的研究留下了许多宝贵的经验和启迪。

"位、数、形、势"每个都具有"复杂性"和"模糊性"的特征。这也许就是脉诊客观化还不能在临床上得到公认的症结所在。如果要有所突破，笔者认为应该更好地诠释"位、数、形、势"的内涵所在，并可借鉴"非线性"思维和"模糊数学"等理论，使中医脉诊现代化和客观化取得更大的进步。

（二）形色诊法现代研究

周学海著《形色外诊简摩》一书，书中着重形色诊法，特别详述于望形、望色、望舌、望五官，占全书十之八九。望诊之中形诊当辨体质，别为阳人阴人、三形之人、五人、二十五人各异。望色之要气化神明，面、目、舌等部位皆内应脏腑，故为色诊必察之处。《形色外诊简摩》自序中明确指出："夫望、闻、问有在切之先者，必待切以决其真也；有在切之后者，指下之疑又待此以决其真也。三法之与切脉，固互为主辅矣。三法之中，又望为主，而闻、问为辅。"

1. 目诊研究

周学海论及目诊，见于《形色外诊简摩·色诊目色应病类》，分别论及目部内应脏腑部位、目胞形色应证、目睛形色应证等，对现代目诊研究具有启迪和指导作用。

（1）观察"报伤点"诊内伤

有研究者研究发现眼球出现报伤点，可根据其所在位置提示内伤。瘀斑在左眼提示伤在左侧躯体，反之为右侧。"报伤点"在瞳孔水平线以下，往往提示伤在背、腰及下肢。瘀斑出现在两眼内侧，伤在胸骨旁及腋下。

瘀斑色淡如云彩，或暗灰小散而不散，乃伤在气分，色黑而沉着，凝结如小芝麻者，伤在血分。黑色点周围色淡如云彩，则为气血所伤。红筋，明显充血，弯曲如螺旋状多为疼痛存在。但是瘀血必须在血管的末端才有诊断价值，瘀血离开血管末端，在附近或中部无诊断的价值。

（2）观目征诊血瘀

有研究者提出血瘀证眼部体征为：眼睑及结膜颜色暗红或青紫，或有瘀点瘀斑；眼内外的各种出血、积血；球结膜或视网膜血管怒张、扭曲或呈波浪状及网状畸形；眼底血管显著变细；眼内外部位见新生血管；局部组织见增生物；视盘苍白色；视野显著缩小；眼球胀痛或刺痛。有研究者在大量临床调研的基础上进行了多中心的临床观察，证实血瘀证目征可作为定量诊断血瘀证依据。以544例血瘀证与非血瘀证观察对象运算编制了血瘀证目征的计算机定量判别血瘀证的方程及软件，并通过382例观察病例验证了目征计算机定量诊断血瘀证具有较高的敏感性及特异性。

（3）"观眼识病"眼球经区诊法

眼球经区诊法由著名医家彭静山教授提出，并以此为依据创眼针疗法。彭氏受华佗望目诊法的启发，以脏腑、经络均与眼有关的中医理论为基础，在传统"五轮八廓"学说的基础上，采用八卦划区的方法，提出了眼球划区新方案。彭氏于《彭静山观眼识病眼针疗法》一书中详细说明了该方案。观察白睛络脉，应从络脉的形状和颜色两个方面着眼。白睛边缘处络脉粗大，渐向前逐渐变细多属顽固性疾病；络脉曲张，由根部延伸，中间转折曲张，以至于怒张，为病情重；络脉由一经区传到另一经区提示病发于一经传入另一经；络脉分岔较多说明病势不稳；络脉隆起一条，多属六腑病变；络脉模糊成一片，多见于肝、胆区，提示肝郁证、胆结石；白睛络脉下端如垂一露珠，若见于胃肠则多属虫积，见于他经多属郁证。白睛络脉多为红色，但有浓淡明暗之别。络脉鲜红为新发病，多属实热；络脉紫红，病热盛；络脉深红，主热病而病势加重；络脉红中带黑，主热病入里；络脉红中带黄，为病势减轻；络脉淡黄，病势将愈；络脉浅淡提示气血不足，属虚证或寒证；络脉暗灰，属陈旧性病灶，若由暗灰转为淡红乃旧病复发之象。彭氏根据眼球经区划分，在观眼识病的基础上，创眼针疗法，治疗多种常见病，收效显著，影响广泛。

（4）虹膜诊法

虹膜诊法是基于中医望诊理论及"五轮八廓"理论，采用现代科技手段使中医望诊具有客观依据，使中医诊断准确化，丰富和发展了传统中医理论。有研究者等选择慢性肾病患者 150 例作为研究组，正常体检者 30 例作为正常对照组，观察两组虹膜病变点出现率、病变程度量、颜色深浅量，得出结论：虹膜镜对诊断早期慢性肾病有重要的意义。

2. 甲诊研究

周学海《形色外诊简摩·色诊目色应病类》提出诊爪甲法，肝之华在爪，肝胆之病可以诊爪甲以辨证；此外，心、肺等脏病变亦见于爪甲。

甲诊属于中医特色诊法之一，通过观察爪甲的色泽、形态的变化可以识别脏腑病证。现代医学研究已经证实，甲床有丰富的血管和神经末梢，可以通过甲床的变化提示微循环变化。甲诊有着丰富的中医理论基础，而全息理论的提出更加完善了甲诊理论。指甲诊断应作为一种有效的辅助诊断方法，广泛应用于临床中。

现代研究有进一步深化：有研究者为左手和左侧脏器有关，右手和右侧脏器有关。并将十指指甲定位为：大拇指主管全身；食指主要反映大脑、心肌的生理病理变化；中指重点反映消化系统胃、肝、胆的病理变化；无名指主管胸部、肺脏、纵隔、心内膜的病理变化；小指主要反映肾脏、腰部疾病、男性生殖系统的疾病。有研究者根据经络循行部位，拇指属手太阴肺经，食指属手阳明大肠经，中指属手厥阴心包经，无名指属手少阴心经及手太阳小肠经，根据各条经络在指头上的起止及所属经络的内在衔接联系，各个指头上出现的不同反应状态阈信息符号即可推测出疾病所属脏腑。并介绍了九分比法、四分比法、五分比法、纵轴三分比法、纵轴二分比法和横轴二分比法等指甲区域划分方法。有研究者根据全息理论，分述十指对应脏腑肢节部位。拇指甲对应为头颈；食指甲对应为胸、背、手、肘；中指甲对应为腹；无名指甲对应为臂、膝；小指甲对应为足踝，甚至指甲本身也反映一个全息，称为"指甲胚胎全息图"。有研究者认为指甲望诊应注重望形态和色泽两个方面。形态上应区分凸甲（常见于心、肺疾病）；反甲（常见于缺铁性贫血、高山反应、长年手指强力劳作或甲癣者）；厚甲（多见于老年患者或甲癣患者）；薄甲（常见于营阴不足或气血不调患者，也可见于薄物反应）；棱甲（纵棱多见于慢性疾患，病多在血分；横棱多见于急性病，病多在气分；老年人指甲纵棱为老年气血虚衰，不为病）；甲印异常（甲印过大多为气血旺盛，甲印过小或无甲印者多为气阴不足，甲印边缘不齐者多为气血不调）；弧线异常（弧线变明显且宽者，多见于外感风寒、荨麻疹、营卫不和等证）。颜色上应区分苍白甲，示血虚；黄甲，示黄疸；紫甲，示气滞血瘀；青甲，示肝气结；红绛甲，示血热；红白不均，红色呈片状、点状等示气血不调；紫条纹，多见于心、肝瘀血性疾患；白斑点，较深者示有蛔虫，较浅者示最近患过病毒性感冒；甲印变粉红色，有时见于阴虚火旺或肺经有热患者；从甲印前缘至弧线分为三等分，由前至后分别代表上、中、下三焦。三焦有病，可能在相应部位反映出来。如外感、肺经有热、心火亢盛时常见于上焦部位呈鲜红色，而肾寒胞宫虚寒证可见下焦部位呈现紫暗等；指甲失去光泽，变得枯槁时，多见于阴液不足患者。

4. 面诊研究

（1）面诊定位

周学海面部分区的诊法对现代研究具有启迪作用。有研究者提出，色部定位是色诊的基础和关键理论，也是当前色诊客观化的关键问题，提出了明堂色部、颜面色部、五官五阅三种色部定位法。人的面部正面宽度大约相当于 5 个眼宽，因而可以竖分为 10 个近似等份，如果以前正中线、内眦垂线、瞳孔垂线、外眦垂线、太阳穴垂线为竖坐标，以眉内侧端连线、目内侧端连线、颧骨最高点连线、鼻翼中央偏上 1/3 连线、鼻翼基底水平线为横坐标，横竖坐标线组成坐标图，则全部脏腑色部中心点，基本均位于横竖坐标线的交点上，其具体位置不同。

脏腑色部中心点：肺色部中心点，前正中线与两眉内侧端连线交点。心色部中心点，前正中线与两眼内眦连线交点，正当鼻梁骨最低处。肝色部中心点，前正中线与两颧骨最高点连线交点，正当鼻梁骨最高处。脾色部中心点，前正中线与鼻翼中央偏上方连线交点，正当鼻尖上方，鼻端准头上缘正中凹陷处。膀胱、子宫色部中心点，前正中线上，人中沟上 1/3 与下 2/3 的交界处。胆色部中心点，目内眦垂线与两颧骨连线交点，肝部两侧，相当于鼻梁骨外缘偏下方，下缘尽处。胃色部中心点，目内眦垂线与脾水平线交点，脾部两侧。小肠色部中心点，瞳孔垂线与两颧骨最高点连线交点，颧骨内侧缘处。大肠色部中心点，目外眦垂线上，颧骨下缘处。大约相当于肾部中心与小肠部中心连线，和外眦垂线的交点。肾色部中心点，太阳穴垂线与鼻翼基底水平线交点。

颜面色部各区：心区，上界及左右界为发际，以两眉及眉间连线、眉外延线为下界。脾区，上界为两眉内侧端连线，下界为唇裂，左右侧界为该侧眉内端与口角连线。肝区，上界为左眼及其外延线，下界为左唇裂延线，右界为右眼角口角连线。肺区，上界为右眼及其外延线、下界为右侧唇裂延线，左界为左眼角口角连线。肾区，上界为唇裂及其左右延长线。

五官五阅即五官微诊系统。五官，目、舌、口、鼻、耳。五脏有病常显现于五官，临床以五官五阅与明堂色部、颜面色部相参照，判断病情。

有研究者在中医理论的指导下，应用现代科学技术，将面部分区与计算机结合起来，创立面部二维坐标体系。该体系对面部进行矩阵分区，细化了面部分区，可凸显面部的个体特异性。该体系还可与计算机技术结合，对人的面部特征用数码相机取相，结合特殊软件，对面部进行人工或半人工分区，有研究者认为在条件成熟时，该体系可以为计算机智能识别化分区提供基础。

（2）面诊仪器

20世纪80年代以来，使用精密仪器测定物体颜色，为中医望诊走向现代化提供了可能。

有研究者应用光电血流图对251例健康成人面部常色者进行了面血流容积观察，描记额部、左颊、右颊、鼻尖、下颏的血流容积脉波，认为面部血流容积变化是颜面常色形成及其变异的生理基础之一。有研究者应用GD-3型光电血流容积面诊仪与Pclab生物机能系统匹配，观察额部、左颊、右颊、鼻头、下颏的血流容积指标及三类偏色的血流容积指标情况。结果显示面部血流容积变化从不同角度反映了面色－血流容积变化的机理，是面部常色形成的生理基础。光电血流容积仪为中医望色提供了一个现代化的技术平台。有研究者以翠羽、草兹、鸡冠、虾血、蟹腹、枳实，以及正常人群的鼻准与额头进行反射光谱分析发现青（翠羽）、赤（鸡冠）、黄（蟹腹）三个光谱分析体现出反射色谱波峰单一，而青（草兹）、赤（虾血）、黄（枳实）三个光谱分析体现出其反射色谱由多重色组成；正常人群的色泽在一定程度上显示了红黄微隐与气血的充盈。研究表明，对中医色诊结果的正确分析，明确色的鲜艳性或晦暗性可以反映色的差异性，将有助于中医色诊的客观化发展。有研究者选用红外热像仪对 700 名学龄期健康儿童进行了面部红外热像望诊，结果表明正常学龄期儿童在男女性别之间面部温度均值比较无显著差异，在面部和舌部的红外热像谱上具有明显的规律性：健康面色以淡黄淡白透淡红为主，色泽润泽，额部色泽偏黄。有研究者以中医面诊理论为依据，通过对 316 例健康体检人群面部红外热图目、鼻、唇、额、颊、颏等区域的热值数据分析，探求平和体质人群面部红外特征及不同面部区域寒热偏离的与脏腑疾病的关联，发现面部各个区域寒热偏离能真实准确地反映出人体五官和内脏寒热虚实。有研究者探讨了光子学技术在中医色诊中的应用及其主要研究内容，以期光子学技术促使色诊技术向微量化、自动化和快速化的方向发展，提供中医诊断的新手段、新方法和新仪器，为中医药学的现代化探求新的方向与前景。有研究者初步建立中医面诊病例库，库中包含各种病证病人的脸图片（包括正常人人脸图片 40 张）200 张，全部图片均经过预处理。病例库建立后，从上海中医药大学得到 50 张各种病证病人脸图片（其中包括正常人脸图片 20 张）进行验证，结果显示：正常人脸检索正确率 100%，各种病人人脸输入以后检索结果准确率是 92%。中医面色诊断具有丰富的理论基础，红外成像技术、光谱分析技术等高科技的应用，面部色诊病例库的研究，丰富了中医面色诊断，使面部色诊定量化、客观化成为可能。有研究者研制中医色诊图像采集系统。采集 40 例中青年和 60 例老年人面部图像，结果提示：面部图像采集系统可以用 RGB 和 Lab 颜色空间的数据准确定量人脸面部的特征色诊信息，采集的数据可为中医色诊信息的客观化研究提供参考。

中医形色诊断是历代医家在长期的临床实践中总结出来的诊断疾病方法，具有广泛的中医理论基础，现代学者将其赋予了新的内涵，借助现代科技手段在解决形色诊断标准化、信息化、客观化问题上取得了一定的进展，丰富并完善了中医形色诊法学。

　　综上所述，周学海精于《黄帝内经》《伤寒论》《金匮要略》《神农本草经》等经典著作，详于王叔和、刘河间、叶桂、张璐等历代医家，多有发挥以立德；据宋元刻本、藏家秘籍，校勘精审古医书十二种付梓，辑为丛书，推广传承以立功；集中医基础理论之大成，系统阐述气血精神论、升降出入论、承制生化论、虚实补泻论等，提出真知灼见以立言；长于临床辨证论治，创立"位、数、形、势"脉诊纲要，发扬形色诊法以立效；神于医而雄于文，昭于中华医学青史，流于后世景仰楷模！

周学海

参考文献

［1］周学海 . 周氏医学丛书 [M]. 福慧双修馆刊本（影印本），1936.

［2］黄帝内经素问 [M]. 北京：人民卫生出版社，1963.

［3］灵枢经 [M]. 北京：人民卫生出版社，1963.

［4］难经 [M]. 北京：科学技术文献出版社，2004.

［5］东汉·张机 . 伤寒论 [M]. 北京：人民卫生出版社，1987.

［6］东汉·张机 . 金匮要略 [M]. 北京：人民卫生出版社，2005.

［7］汉·华佗 . 中藏经 [M]. 北京：学苑出版社，2007.

［8］汉·华佗撰，彭静山点校 . 内照法 [M]. 沈阳：辽宁人民出版社，1981.

［9］晋·王叔和 . 脉经 [M]. 北京：人民卫生出版社，1962.

［10］隋·巢元方 . 诸病源候论 [M]. 北京：人民卫生出版社，1955.

［11］唐·孙思邈 . 备急千金要方 [M]. 北京：人民卫生出版社，1957.

［12］宋·阎孝忠 . 阎氏小儿方论 [M]. 上海：上海卫生出版社，1958.

［13］宋·董汲 . 小儿癍疹备急方论 [M]. 上海：上海卫生出版社，1958.

［14］宋·陈言 . 三因极一病证方论 [M]. 北京：中国中医药出版社，2007.

［15］宋·钱乙 . 小儿药证直诀 [M]. 北京：人民卫生出版社，1959.

［16］金·刘完素 . 素问玄机原病式 [M]. 北京：人民卫生出版社，1956.

［17］金·张元素 . 医学启源 [M]. 北京：人民卫生出版社，2007.

［18］金·张子和 . 儒门事亲 [M]. 北京：人民卫生出版社，2005.

［19］金·李杲 . 脾胃论 [M]. 北京：人民卫生出版社，2005.

［20］金·李杲 . 兰室秘藏 [M]. 北京：人民卫生出版社，2005.

［21］元·王好古 . 汤液本草 [M]. 北京：人民卫生出版社，1956.

［22］元·杜思敬 . 济生拔粹 [M]. 涵芬楼影印元刻本，1938.

［23］元·朱震亨 . 格致余论 [M]. 北京：中国中医药出版社，2005.

［24］元·朱震亨 . 金匮钩玄 [M]. 北京：人民卫生出版社，1980.

［25］元·罗天益 . 卫生宝鉴 [M]. 北京：中国中医药出版社，1963.

[26] 元·戴起宗. 脉诀刊误 [M]. 上海：上海卫生出版社，1958.

[27] 元·滑寿. 诊家枢要 [M]. 上海：上海科技出版社，1959.

[28] 元·滑寿. 难经本义 [M]. 上海：商务印书馆，1956.

[29] 明·胡慎柔. 慎柔五书 [M]. 南京：江苏科学技术出版社，1985.

[30] 明·韩懋. 韩氏医通 [M]. 上海：上海科学技术出版社，1959.

[31] 明·缪希雍. 本草经疏 [M]. 江苏广陵古籍刻印社，1980.

[32] 明·薛己. 薛氏医案 [M]. 北京：中国中医药出版社，1997.

[33] 明·李时珍. 本草纲目 [M]. 北京：中国中医药出版社，2004.

[34] 明·李梴. 医学入门 [M]. 北京：中国中医出版社，1995.

[35] 明·王肯堂. 证治准绳 [M]. 北京：人民卫生出版社，2003.

[36] 明·张介宾. 类经 [M]. 北京：人民卫生出版社，1985.

[37] 明·张介宾. 景岳全书 [M]. 北京：人民卫生出版社，2007.

[38] 明·赵献可. 医贯 [M]. 北京：人民卫生出版社，1959.

[39] 明·汪绮石. 理虚元鉴 [M]. 北京：人民卫生出版社，2005.

[40] 明·孙一奎. 医旨绪余 [M]. 北京：中国中医药出版社，2008.

[41] 清·叶桂. 评点叶案存真类编 [M]. 扬州：江苏广陵古籍刻印出版社，
1984.

[42] 清·张璐. 张氏医通 [M]. 北京：人民卫生出版社，2006.

[43] 陈邦贤. 中国医学史 [M]. 上海：商务印书馆，1995.

[44] 任应秋. 中医各家学说 [M]. 上海：上海科学出版社，1980.

[45] 郑洪新，李敬林. 周学海医学全书 [M]. 北京：中国中医药出版社，
1999.

[46] 杨达夫. 要根据病症的轻重权衡药物的轻重 [J]. 天津医药杂志，1962，
4（1）：50.

[47] 高晓山. 小儿指纹诊法起源略考 [J]. 上海中医药杂志，1962（12）：

29–30.

[48] 张善忱 . 试论针刺补泄 [J]. 山东医刊，1963（4）：9–11.

[49] 姜春华 . 对脉学上若干意见的探讨（四)[J]. 上海中医药杂志,1964(8)：36–40.

[50] 李明富 . 瘀血学说及活血化瘀治则 [J]. 新医药学杂志，1977（1）：37–41.

[51] 李晓涛 . 试论"活血化淤" [J]. 中医药学报，1978（2）：11–17.

[52] 华有德，郑景田 . 中医舌诊的辨色客观指标研究—— 一组标准色列的配制与初步应用 [J]. 医药资料，1978（Z1）：6–11.

[53] 姜春华 . 钱仲阳学术思想评介 [J]. 山东中医学院学报，1980（3）：4–6.

[54] 王长荣 . 谈舌苔形成和变代 [J]. 福建中医药，1981，12（4）：6–8.

[55] 徐荣斋 .《内经》识小录 [J]. 河南中医，1981（6）：45.

[56] 张觉人 . 胡慎柔治疗老年病经验探讨 [J]. 辽宁中医杂志，1982，6（9）：8–9.

[57] 葛琦 . 周学海《伤寒补例》介绍 [J]. 中医杂志，1983，24（12）：70.

[58] 孔令诩 . 读诸家注内经气厥论 [J]. 浙江中医学院学报，1983（3）：19–22.

[59] 许友明 ."独处藏奸"的诊断意义 [J]. 山东中医杂志，1984（4）：5–6.

[60] 周午平 . 干咳杂议 [J]. 四川中医，1985，3（1）：17–18.

[61] 尚启东，尚煦 .《内照法》辨伪 [J]. 安徽中医学院学报，1985，4（3）：55.

[62] 彭静山 . 关于华佗学术之争鸣 [J]. 中医药研究杂志，1985（1）：34–35.

[63] 彭静山 . 有关华佗著作初探 [J]. 安徽中医学院学报，1985，4（1）：1–3.

[64] 皋永利 . 浅谈治病兼以通法 [J]. 湖北中医杂志，1986（1）：47–48.

[65] 刘玉坤 . 浅谈"平脉辨证"的临床应用 [J]. 陕西中医学院学报，1987，

10（1）：13，7.

［66］陈伯涛 . 叶天士伤寒中寒门医案评议 [J]. 安徽中医学院学报，1987，6（1）：12-13.

［67］曾金铭 . 治肝拾零 [J]. 云南中医学院学报，1987，10（3）：22-23.

［68］王义烈 . 中医名著选介（续三）[J]. 江苏中医，1988，9（5）：37-38.

［69］黄明贵 . 周学海运用补泻法的经验 [J]. 湖北中医杂志，1988，（6）：30，52.

［70］王德春 . 略论周学海对中医脉学的贡献 [J]. 云南中医杂志，1988，（3）：33-34.

［71］郑进，郭振球 . 试论唇诊 [J]. 辽宁中医杂志，1988，12（7）：14-17.

［72］曹安来，化永康 . 从肝论治咳证 [J]. 上海中医药杂志，1989，（12）：30.

［73］刘宏伟 . 慢性肾炎血淤证的形成原因探析 [J]. 贵阳中医学院学报，1990（3）：13-14.

［74］王维澎 . 试论活血化淤十法 [J]. 中医函授通讯，1991，10（6）：18-19.

［75］王旭东 . 老年性眩晕治当佐以活血化淤 [J]. 陕西中医函授，1991（4）：2-4.

［76］杨亚平 . 试论扶正活血化瘀法 [J]. 陕西中医，1991，12（2）：71-72.

［77］靳士英 . 舌脉诊法考 [J]. 中华医史杂志,1995，28（4）：199-203.

［78］靳士英 . 甲诊的源流与理论探索 [J]. 广州中医学院学报，1995，12（4）：51-53.

［79］李玉清 . 生理及病理瘀血体质及其预防意义 [J]. 山东中医学院学报，1995，19（1）：14-16.

［80］李庆生，孙雯霞 . 论病机分析法 [J]. 云南中医学院学报，1996，19（1）：10-15.

［81］干祖望.一百年前中医论过敏性鼻炎 [J].江苏中医，1997，18（6）：27.

［82］刘文娜，王玉来，等.八维脉法刍议 [J].北京中医药大学学报，1997，20（6）：18-20.

［83］吴仕骥.学习《素问》脉象的浅见 [J].天津中医学院学报，1998，17（3）：3-4.

［84］靳士英，靳朴.细络诊法理论与方法的探索 [J].广州医高专学报，1999，22（1）：53-55.

［85］张瑞麟.历代注释《难经》的概况（下）[J].湖南中医学院学报，1999，19（1）：59-60，62.

［86］徐长化.对《华氏中藏经》所载方的初步探讨 [J].中成药，1999，21（7）：47-48.

［87］张京安，马宇舟.膜原在哮喘发病中作用的探讨 [J].中国中医基础医学杂志，2000，6（3）：7-9.

［88］郑洪新.周学海对中医基础理论研究精华 [J].辽宁中医学院学报，2000，2（2）：92-94.

［89］陈易新.中医诊断学在清代的发展 [N].中国医药报，2000-09-05006.

［90］张志枫，严世芸.清代"脉学"概述及研究进展 [J].医古文知识，2000（1）：30-34.

［91］周扬.伤寒书目信息化研究 [D].山东中医药大学，2002.

［92］廖立行.诊脉纲领辨 [J].浙江中医杂志，2002，37（4）：3-5.

［93］邓华亮.慢性肝病舌下络脉变化的相关性研究 [D].山东中医药大学，2002.

［94］周东浩，周明爱.虚里其动应"手"辨 [N].中国中医药报，2003.

［95］郑国庆，黄培新.中风病辨治阴阳为纲源流 [J].中华医史杂志，2003，

33（4）：36-39.

[96] 李永峰.血瘀证形成与肝失疏泄相互关系的理论研究 [D].山东中医药大学，2003.

[97] 冯明.浅论周学海升降出入辨证理论及治法 [J].中国医药学报，2004，19（2）：79-81，129.

[98] 王仁忠.宗气与鼻衄发病的相关性研究 [D].山东中医药大学，2005.

[99] 陈瑜.试论清代的朴学与《内经》研究 [J].南京中医药大学学报（社会科学版），2005，6（4）：207-209，229.

[100] 陈瑜，许敬生.简论清代五位著名医家在《内经》训诂方面的成就 [J].江西中医学院学报，2005，17（4）：30-32.

[101] 王洪蓓，傅延龄.略论气机升降学说 [J].中国老年保健医学，2006，4（1）：45-47.

[102] 李董男，方晓阳.西方医学对中医黄疸理论的影响 [J].医学与哲学（人文社会医学版），2006，27（3）：80.

[103] 郭凤英，尚学瑞.增水行舟法治验 3 则 [J].国医论坛，2006，21（5）：21.

[104] 和中浚，周兴兰.明清医家对中医四诊全面发展的贡献 [J].江西中医学院学报，2008，20（5）：35-37.

[105] 蔡艺芳，李灿东.面部望诊二维坐标体系的建立 [J].福建中医学院学报，2008,18（1）：13-14.

[106] 张磊.标本气化理论在仲景肝胆病辨治中的应用研究 [D].山东中医药大学，2009.

[107] 周唯.调肝治百病探述 [J].中医药学报，2009，37（2）：3-5.

[108] 张治国，杨杰.论脉象与"位、数、形、势"的关系 [J].中华中医药杂志，2009，09（24）：1123-1127.

［109］潘桂娟，柳亚平 . 近代中医诊治痰病的学术思想研讨 [J]. 中华中医药杂志，2009，24（5）：614–616.

［110］齐向华 . 中医脉象微观化发展管见 [J]. 中华中医药学刊，2010，28（5）：918–920.

［111］张治国，杨杰，等 . 周学海《脉学四种》中的痰证与脉象 [J]. 中医杂志，2010，51（11）：1049–1050.

［112］谭圣琰 . 玄府理论与中医眼科的探讨 [J]. 国医论坛，2010，25（5）：12–14.

［113］殷美琦，王光耀 . 浅议"肝为五脏之贼" [J]. 中国中医药现代远程教育，2010，8（28）：3.

［114］张全会，夏瑾瑜 . 试论《金匮要略》黑疸病 [J]. 世界中医药，2010，5（1）：54–55.

［115］丁元力 .《难经》并非解答今本《内经》疑义之作 [J]. 中医文献杂志 .2010（3）：25–29.

［116］曹辉，曾科 . 安徽周氏：家学渊源 代有人出 [J]. 新闻天地（上半月），2011（3）：29–33.

［117］邓虎，冯明 . 升降出入理论的研究与应用进展 [J]. 山西中医学院学报，2011，12（5）：76–78.

［118］王芬，冯明 . 气机升降出入辨证在现代临床中的应用 [J]. 世界中西医结合杂志，2011，6（8）：729–732.

［119］丁晓，齐向华 . 探骊古代脉诊躯体定位法 [J]. 四川中医，2011，29（7）：43–45.

［120］赵庆，魏嵋 . 老年便秘贵治肝 [J]. 新中医，2011，43（10）：128–129.

［121］程新 . 清代名医周学海籍贯辨析 [J]. 中国中医基础医学杂志，2012，18（08）：909–911.

［122］杨涛，冯兴志 . 周学海《形色外诊简摩》的学术意义 [J]. 安徽中医学院学报，2012，31（02）：5-7.

［123］贺慧娥，何清湖 . 古代医案整理方法初探 [J]. 湖南中医药大学学报，2012，32（3）：71-73.

［124］周启博，丁东，邢小群 . 周家往事——对话周启博 [J]. 江淮文史，2013（3）：45-58.

［125］杨锐，张恒 . 升降出入辨证及其在"郁证"中的应用 [J]. 中医临床研究，2013，6（5）：54-55.

［126］肖海军，石历闻 .《重订诊家直诀》文献研究 [J]. 中医文献杂志，2014，32（2）：27.

［127］邓洋洋，郑洪新 . 从《读医随笔》探究周学海学术思想之承制生化论 [J]. 时珍国医国药，2014，25（8）：1922-1924.

［128］依秋霞，徐刚 . 浅谈周学海脉学经验 [J]. 辽宁中医杂志，2014，41（10）：2048-2049.

［129］肖海军，周学海《重订诊家直诀》校注和学术思想研究 [D]. 南京中医药大学，2014.

［130］李甜，刘雪梅，等 . 周学海论洋烟瘾者证治浅析 [J]. 传统医药文化，2015，11（19）：3-4.

汉晋唐医家（6名）

张仲景　王叔和　皇甫谧　杨上善　孙思邈　王　冰

宋金元医家（18名）

钱　乙　成无己　许叔微　刘　昉　刘完素　张元素
陈无择　张子和　李东垣　陈自明　严用和　王好古
杨士瀛　罗天益　王　珪　危亦林　朱丹溪　滑　寿

明代医家（25名）

楼　英　戴思恭　王　履　刘　纯　虞　抟　王　纶
汪　机　马　莳　薛　己　万密斋　周慎斋　李时珍
徐春甫　李　梴　龚廷贤　杨继洲　孙一奎　缪希雍
王肯堂　武之望　吴　崑　陈实功　张景岳　吴有性
李中梓

清代医家（46名）

喻　昌　傅　山　汪　昂　张志聪　张　璐　陈士铎
冯兆张　薛　雪　程国彭　李用粹　叶天士　王维德
王清任　柯　琴　尤在泾　徐灵胎　何梦瑶　吴　澄
黄庭镜　黄元御　顾世澄　高士宗　沈金鳌　赵学敏
黄宫绣　郑梅涧　俞根初　陈修园　高秉钧　吴鞠通
林珮琴　章虚谷　邹　澍　王旭高　费伯雄　吴师机
王孟英　石寿棠　陆懋修　马培之　郑钦安　雷　丰
柳宝诒　张聿青　唐容川　周学海

民国医家（7名）

张锡纯　何廉臣　陈伯坛　丁甘仁　曹颖甫　张山雷
恽铁樵